야뇨증,
빨리 낫고 싶어요

이규봉 지음

야뇨증, 빨리 낫고 싶어요

펴낸 날 개정판 · 1쇄 발행 2015년 12월 21일

지은이 · 이규봉
발행인 · 이규봉
발행처 · 우송북스
편집진행 · 주선우
일러스트 · 송진욱
디자인 · 예다움

주소 · 경기도 성남시 분당구 수내로 74
전화 · 031-715-4567 ｜ **팩스** · 031-715-4568
출판등록 · 2015-000114
홈페이지 · www.ecleanclinic.com

· 값은 표지 뒷면에 있습니다.
· 잘못된 책은 구입하신 서점에서 바꾸어 드립니다.

ⓒ 이규봉, 2015

ISBN · 979-11-956735-0-6

야뇨증,
빨리 낫고 싶어요

이규봉 지음

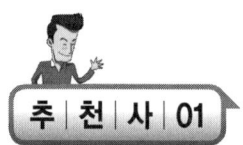

추|천|사|01

　추천사를 부탁받은 것이 지난 연말이었던 것 같은데 이제야 책이 나온 것을 보면 책을 출간한다는 것이 그리 만만치는 않은 작업인 모양입니다. 저같은 대학 병원 봉직의가 아닌 개업의로써 한 질환을 집중 연구하는 것이 쉽지 않았을 터인데 참 수고 많았다고 칭찬하고 싶습니다.

　저는 제자들에게 틈만 있으면 한의학이 치료의학으로 자리를 잡아야 한다고 강조합니다. 말로만 한의학의 우수성을 외치지 말고 치료 결과로 그 우수성을 인정받아야 한다고 말합니다. 이 박사의 이번 책은 실제 생활에서 환자에게 도움이 되는 실용 한의학을 목표로 연구한 결과물인 것 같아 흡족히 생각합니다.

　환자를 고치는 의사가 느끼는 즐거움 중에 으뜸은 잘 고쳐지지 않는 질환을 치료하는 것입니다. 야뇨증은 원인과 실체가 분명치 않은 질환으로 우리 대학 병원에서도 치료율이 높지 않은 것으로 알고 있습니다. 그런 면에서 볼 때, 이 박사는 치료가 쉽지 않은 질환인 야뇨증의 전문가로서 즐거움을 느낄 준비가 된 것 같습니다.

　아무쪼록 이 책이 야뇨증으로 힘들어 하는 가정에 든든한 지침서가 되기를 바랍니다.

경희대학교 부속 한방 병원장
전 대통령 한방 주치의
류봉하

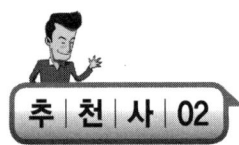

양방 내과 의사로 가장 절친한 친구의 정성과 경험을 응축한 책의 출간을 진심으로 축하합니다.

이 시점에서 야뇨증과 관계되어 아무에게도 말하지 않았던 저만의 옛 추억을 밝힙니다. 제가 어렸을 때만 해도 의료의 혜택을 받기가 쉽지 않았기에, 밤에 소변을 가리지 못하는 아이들은 불안감을 갖고 잠자리에 들곤 하였습니다. '오늘은 무사할 수 있을까' 하는 희망과 두려움을 동시에 느끼면서. 당시 야뇨증 치료의 유일한 방법은 '키 쓰고 소금 받으러 가기'였습니다. 실제로 그런 일들이 행하여졌는지 의아해하는 분들도 있겠지만, 그런 무정한 치료의 희생자 중 한 사람이었던 본인으로서는, 그 기억은 평생 지워지지 않는 아픔이었습니다.

키는 곡식의 껍질을 인위적으로 일으킨 바람의 힘으로 분리시키는 전래 농기구로, 야뇨증으로 시달리는 아이들이 머리에 쓰면 대략 무릎까지 오는 크기의 바구니 같은 것입니다. 야간 방뇨로 부모님께 일차 야단을 맞은 후, 키를 뒤집어쓰고 옆집에 가서 소금을 얻어오라는 과제를 안고 집에서 쫓겨납니다. 그러면 옆집 어른들은 다시 야단을 치면서 머리에 덮은 키를 두드리고 긁어서 엄청난 소리가 귀에 들리게 합니다.

저는 아직도 당시 상황의 참담함을 그대로 기억합니다. 충격요법으로 야뇨증을 치료한다는 야만적(?) 민간요법이었습니다. 이런 모욕적인 방법에 의존해야만 했던 것은 그 당시 야뇨증 치료에 달리 뾰족한 방법이 없었기 때문입니다. 야뇨증 치료에 뾰족한 방법이 없는 것은 현재에도 크게 달라지지 않은 것 같습니다.

같은 의료인으로서 야뇨증에 대한 양방과 한방의 입장을 이원장과 얘기할 기회가 자주 있었습니다. 제 자신이 그 분야의 전문가가 아니므로 가장 신뢰할 수 있는 'New England Journal of Medicine'이라는 잡지의 리뷰 논문을 훑어본 적이 있습니다. 그 결과 많은 가설과 단편적인 사실들이 기록되어 있었으나 야뇨증에 관한 결정적인 이론과 치료법은 없다는 것을 확인하였습니다. 옆에서 지켜본 바, 이 책의 저자는 이 점에서 자신의 야뇨증에 대한 한방 치료의 경험과 지식, 그리고 동시에 양방에서의 최신 지견을 통합하는 과정을 십 수년 거치면서 야뇨증 치료의 고유의 경지에 이르렀다고 생각합니다.

　더이상 우리의 소중한 아이들이 불안감에 시달리면서 잠들지 않게 할 묘방을 이 책에서 접할 것이라 기대합니다.

센트럴병원 내과 과장
김종민

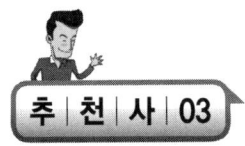

이규봉 원장님의 책 발간을 축하합니다.

다정다감하고 유머가 풍부하신 형님이자 존경하는 대학 선배이신 저자는 경희대학교에서 박사 학위를 취득한 후, 경희대학교와 본인이 재직 중인 가천대학교에서 한방생리학 분야의 겸임 교수로 활동하였습니다.

'소문학회'를 비롯한 정통 한의학 분야에 깊은 관심을 가져 난치성 질환으로 인식되는 야뇨증에 대해서도 순수한 한의학적인 관점으로 접근하고 집중적으로 탐구에 매진하여 그 해법을 제시한 것으로 판단됩니다.

많은 임상 경험을 축적하여 현재 야뇨증에 대해서는 그 누구도 범접할 수 없는 우월한 성과와 독보적인 식견을 가지고 있습니다.

평상시 봉사 활동에도 남다른 애정을 보여, 의료 봉사 단체에서 핵심적인 역할을 담당하는 인간적인 따스함도 지녔으며, 항상 세련되고 감각적인 모습으로 지인들에게 신선한 즐거움을 선사합니다.

야뇨증은 본인은 물론 가족들에게도 많은 번거로움과 정신적 상실감을 야기하는 질환입니다. 아무쪼록 본 저술이 이 질환으로 고생하고 있는 모든 배뇨장애 환자와 가족들에게 한 줄기 새로운 빛으로 다가가기를 기원하며 다시 한번 발간을 축하합니다.

가천대학교 한의과대학 교수
김경준

머리말

　야뇨증 아이의 가정을 상담하면서 세 번 놀랍니다.
　먼저, 야뇨증이 한 개인과 가정에 미치는 파괴력에 놀랍니다. 자신감 부족을 넘어 자존감을 느끼지 못하는 아이, 그런 아이를 보면서 자책감과 안타까움을 느끼는 부모, 언제까지 실수할 것인지에 대해 아이나 부모 모두가 느끼는 불안감. 야뇨증 아이를 둔 대부분 집안의 분위기입니다.
　다음으로, 치료에 대한 간절함에 비해 부모님들이 야뇨증에 관한 올바른 정보를 접할 기회가 많지 않다는 것에 놀랍니다. 인터넷에서 떠도는 막연하고 피상적인 야뇨증에 관한 정보는 흥미롭고 자극적이긴 하지만 핵심이 빠져 있는 경우가 많습니다. 그런 정보들은 야뇨증에 결정적인 영향을 끼치는 잘못된 생활 습관과 아이를 불안하게 하는 주변 환경을 인식하고 개선하는 데 크게 도움을 주지 못합니다.
　마지막으로, 부모의 관심 또한 부족하다는 것에 놀랍니다. 성장 치료나 치아 교정같이 남들에게 드러나는 외모에는 아이가 요구하지 않아도 만만치 않은 비용을 투자합니다. 그러나 내면의 심리적인 문제로 인한 질환인 야뇨증은 남들에게 드러나지 않기 때문인지 치료에 적극적이지 않습니다.
　야뇨증은 그 영향력으로 볼 때 한 개인과 그 가정의 문제만이 아닌 사회적인 관심이 필요한 질환입니다. 그러나 야뇨증의 '감추려는 특성' 때문에 사회적인 관심을 끌어내기가 현실적으로 쉽지 않으므로. 결국 가정에서 각자 알아서 야뇨증을 해결할 수밖에 없는 상황입니다. 이에 야뇨증에 관한 올바른 정보를 제공하는 알기 쉬운 지침서가 가정에서 꼭 필요하겠다고 생각하여 출간을 준비하게 되었습니다.

한때 웰빙이라는 말이 유행하던 시절이 있었습니다. 요즘은 웰빙보다는 힐링이라는 말을 흔하게 듣습니다. 상처받은 영혼들은 힐링의 과정을 통해야 웰빙을 누릴 수 있다는 의미일 것 입니다. 이 책이 상처받은 야뇨증 아이들과 그 가정을 힐링하는 데 조금이라도 도움이 되었으면 하는 바람입니다.

이 자리를 빌려, 낳아 주시고 키워 주신 부모님과 장모님, 가끔씩 야뇨증 치료에 대한 절실함을 일깨워 준 막내 태용, 웹 서핑에 서툰 아빠를 위해 외국 논문을 찾아 준 둘째 승희, 그 논문을 번역해 준 첫째 승용, 그리고 그 세 아이를 건강하게 키워 준 안혜성 여사에게 감사의 마음을 표합니다. 또한 이 책이 출판되는데 도움을 주신 서정콘텐츠그룹 김준호 대표와 이수진님에게 감사함을 전하고 싶습니다.

CONTENTS

Part 1 _ 온라인 상담 사례

6세 남자아이여요.	16
유전인 것 같아요.	18
뇌수막염의 후유증으로 야뇨증이..	20
맞벌이 하는 부모여요.	22
양약, 한약 다 안 들어요.	24
변비 때문일까요?	25
싸지는 않지만 지려요.	27
결손 가정의 아이이고 키도 작아요.	29
22세인데 아직도 실수를 해요.	31
아이들 키우는 39세 주부입니다.	33

Part 2 _ 야뇨증이란 무엇인가?

야뇨증이란?	37
소변과 관계된 용어 정리	39
야뇨증의 특징	42
야뇨증의 분류	47
야뇨증의 원인	49
야뇨증 인정 5단계	61
야뇨증의 유병률과 성인야뇨증	64

Part 3 _ 뇌과학과 방광생리학으로 본 야뇨증

배뇨	68
우리 몸의 신경계	68
배뇨와 관계된 근육	70
유아기, 연령에 따른 배뇨의 발달	72
야뇨증과 뇌	73
뇌의 구조와 기능	74
파충류의 뇌 I - 망성활성계와 각성	79
파충류의 뇌 II - 뇌하수체 후엽과 바소프레신	80
파충류의 뇌 III - 시상하부와 자율신경	83
포유류의 뇌 - 편도체와 공포, 해마와 기억	89
인간의 뇌 - 대뇌피질과 조건 반사	96
뇌에너지와 야뇨증	98
신경 회로와 수면	100
신경 회로	100
수면	104
야뇨증과 방광	113
방광용적량	114
과민성 방광	117

CONTENTS

Part 4 _ 한의학에서 본 야뇨증

오행(五行) 회로   124
- 오행의 속성   124
- 오장(五臟) 기능   127
- 신(腎) 기능과 야뇨증   130
- 오행(五行) 회로   131
- 오장과 정신 활동   133
- 기화(氣化)와 배뇨   137

정기신(精氣神)   138
- 정(精)과 신(腎)   138
- 정(精)과 뇌(腦)   139
- 정(精)과 야뇨증   141

한의학에서 본 야뇨증의 원인   142
- 시월양태(十月養胎)   142
- 칠정(七情)   146
- 칠정과 생명력   149
- 칠정과 오장   150
- 공포와 야뇨증   153

치료   155
- 한약과 오행 회로   156
- 야뇨증에 쓰이는 약재   157

Part 5_가정에서 대처하는 야뇨증

야뇨증의 이해	162
부모 교육과 시행착오	166
피로	169
불안	175
음식	183
가족	188
관리	198

부록_사례로 보는 야뇨증

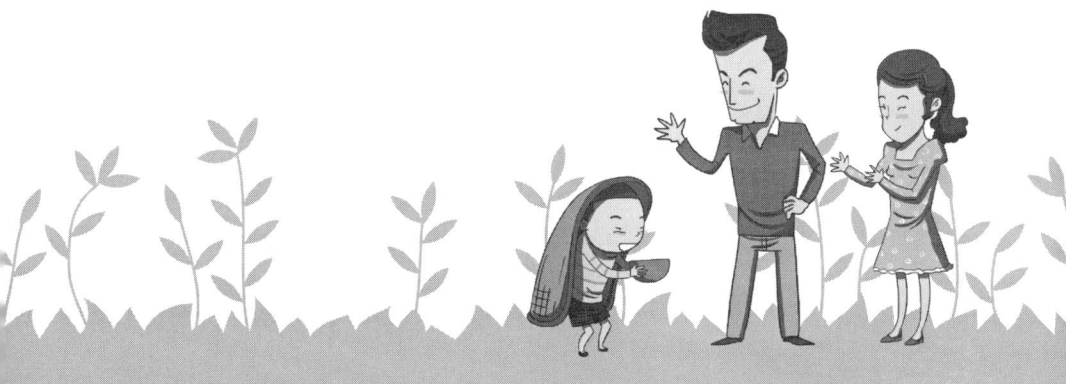

PART 01 온라인 상담사례

6세 남자아이이여요.

안녕하세요? 이제 올해로 6세 된 남자아이의 엄마입니다. 낮에는 소변도 잘 가리고 또 무척 깔끔합니다. 그런데 기저귀를 떼기 시작하면서부터 지금까지 거의 매일 밤 오줌을 쌉니다.

작년에도 병원에 문의를 했지만 이제 만 4세이니 좀 기다리라더군요. 저도 크면 좀 나으려니 했는데 오늘도 여전한지라 이렇게 새벽에 글 올립니다. 정말 속이 많이 상하고 걱정이 됩니다. 잘 때는 누가 업어 가도 모를 정도로 깊이 자는 것 같은데 꼭 오줌을 싸고 나서 울먹이고 일어납니다. 아이도 스트레스를 받는 듯하여 많이 걱정이 되네요.

문득 이러다 성인이 되어서도 못 가리지 않을까 하는 생각에 정말 한숨이 나오네요.

○ 답변

한 달에 한두 번 실수하는 아이는 5세 이후에 저절로 가리기를 기다려 볼 수 있습니다. 그러나 5세 이후에도 거의 매일 실수하는 아이는 적극적인 관리 및 치료를 해야 합니다. 아이가 처음 사회 생활을 시작하는 유치원이나 초등학교 입학 후에도 실수가 이어진다면 아이의 성격 형성에 많은 지장을 줄 수 있기 때문입니다. 한동안 집에서 저녁 식사 후 물이나 음식 안 먹기, 일찍 자기 등으로 관리해 보시고 그래도 안 되면 치료를 고려하시기를 바랍니다.

그래도 다행인 것은 아이가 소변을 실수하고 바로 깬다는 점입니다. 소변을 실수하고 나서 바로 깨느냐, 아니면 바로 깨지 못하고 그냥 자느냐가 향후 치료 경과에 영향을 줍니다. 당연히 실수한 후에 바로 깨는 아이의 치료 경과가 좋습니다.

벌써부터 성인 야뇨를 고민하시는 건 시기상조인 것 같습니다. 치료하면 나을 수 있으니 걱정 마십시오.

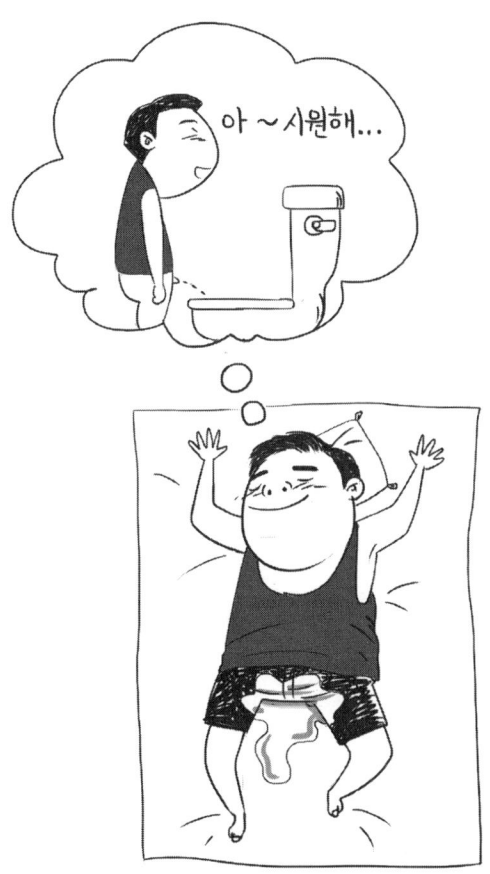

유전인 것 같아요.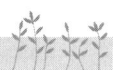

아들은 7세고, 엄마는 35세입니다.

아들은 매일 밤, 저는 한 달에 두서너 번.

저부터 말씀드리면, 어쩔 땐 이틀을 연이어 실수하고 거의 소변보는 꿈을 꾸면서 실수합니다. 꿈속에서조차 '소변 마려우면 일어나야지.'라는 꿈을 꾸면서도요. 제 생각에는 소변이 언제 마려운지를 잘 감지하지 못하는 것 같습니다.

처음 요의를 느끼고서는 굉장히 오랜 시간을 참습니다. 그러다가 화장실 근처만 가면 영락없이 급하게 소변을 봅니다. 전혀 소변이 마렵지 않다가도 화장실에 다른 일(손을 닦는다든지)로 가게 되면 갑자기 요의를 느끼곤 합니다.

그리고 제 아들은 2차성 야뇨증인 것 같습니다. 정상적으로 주간, 야간에 모두 소변을 가렸는데 몇 개월 전부터 야간에 소변을 못 가려서 그 이후 계속 기저귀를 채우고 있습니다. 의학적으로 60개월이 지나야 야뇨증으로 본다는데, 어느덧 60개월이 훌쩍 지나고 이제 곧 72개월로 들어서는군요. 양이 적으냐 많으냐의 차이지 1주일 내내 실수합니다. 어느 날은 옷까지 흠뻑 적시면서도 깨지 않습니다. 제 아들도 소변은 무척 잘 참습니다. 저는 오히려 참지 말라고 합니다. 마려울 때 빨리 가서 누라해도 한참을 몸을 배배 꼬면서 참는답니다. 전에 6세 때는 낮에도 소변을 지리는 일이 많았는데 요즘은 그 증상은 없는 것 같습니다. 잠들기 2시간 전에는 수분 섭취를 안 시키고 있습니다만 아무래도 이젠 도움이 필요한 것 같습니다.

야뇨증의 원인이 불투명하고 유전적이라 하여 제 아들에겐 무척 너그럽습니다. 아빠는 혼내려 하지만 제가 못 하게 하거든요. 유전이라는 확신이 있으니까요. 도와 주세요.

◯ 답변

엄마와 아이 모두 야뇨증이지만 엄마는 과민성 방광으로 인한 급박뇨, 아이는 2차성 야뇨증의 특징이 있군요. 과민성 방광이나 2차성 야뇨증은 모두 심리적인 불편함 때문에 일어나는 증상이기 때문에 두 분의 성격이 본래 예민하거나, 혹은 과거 또는 현재에 어떤 이유로 스트레스를 받았거나 받고 있는 상태라고 추측할 수 있습니다.

엄마와 아이가 같은 증상을 보이니 야뇨증은 유전이라는 생각이 드는 것은 당연합니다. 그러나 야뇨증은 발달 과정에서 심리적인 예민함이 원인인 경우가 많기 때문에, 유전보다는 엄마나 아이 모두가 성장 과정에서 예민함을 유발하는 환경에 처해 있던 것이 야뇨증으로 이어졌다고 생각할 수 있습니다.

야뇨증의 원인을 유전이나 환경 중 어떤 것으로 보는가에 따라 관리에 많은 차이가 생깁니다. 유전이라 생각하면 환자의 성격이나 생활을 개선하는 것이 치료에 크게 도움이 되지 않을 수 있지만, 환경이라 생각하면 그렇지 않습니다. 야뇨증은 본인의 치료 의지나 주변 환경 개선과 관계없이 지속되는 운명적인 질환이 아닙니다. 유전보다는 주변 환경으로 인한 마음의 상태가 야뇨증 치료에 더 큰 영향을 줍니다.

엄마는 집안의 중심입니다. 엄마의 마음과 몸이 편안해야 아이나 아빠도 편안합니다. 혹시 엄마가 현재 여러 가지 이유로 마음이 편치 않다면 최대한 마음을 편하게 하도록 노력하실 필요가 있습니다. 그런 다음에 치료를 받아야 아이와 엄마 모두 빠른 시일에 완치가 가능합니다.

뇌수막염의 후유증으로 야뇨증이..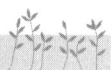

안녕하세요? 7세 여자아이의 엄마입니다. 만 5세가 넘었고요.
애가 타는 심정으로 글을 남깁니다.

애기가 5세 때 뇌수막염으로 대소변을 못 가리고 하체에 마비가 와서 걷지를 못했어요. 그전에는 밤에 깨워서 누이면 소변을 싸지는 않았고요. 그런데 뇌수막염을 앓고 난 후로 밤에 계속 소변을 봅니다.

병원에서도 시간이 약이라 하셔서 한 2년을 기다렸는데 하룻밤에도 많으면 세 번까지 싸더라고요. 그래서 비뇨기과 치료를 반년 동안 받았는데 처음에는 효과가 있는 것 같더니 나중에는 6개월 전과 다름없었어요.

병원에서는 뇌수막염 후유증이 큰 것 같다고 대학 병원에 가서 검사해 보라는데 검사라는 말만 들어도 무섭고 지겨워서 대학 병원은 다시 가고 싶지 않네요.

인터넷을 뒤지다가 신랑의 권유로 글을 남깁니다. 정말 대학 병원에 가서 검사부터 다시 해봐야 하는지 한의원에서 치료를 받아야 하는지……. 아이한테 최대한 고통을 안 주고 싶네요. 지금도 밤에 깨워도 잘 못 일어나고 하룻밤에 두세 번씩 싸고도 세상모르고 자요. 이런 경우도 한의원에서 치료가 가능할지 답변 부탁드립니다.

ㅇ 답변

　검사라는 말만 들어도 무서워하시는 것을 보니 척수에서 뇌척수액을 뽑을 때 고통받는 아이를 보며 엄마도 많이 힘드셨나 봅니다. '내가 대신 아플 수 있다면 얼마나 좋을까?'라는 생각도 하셨을 거고요. 여하튼 엄마와 아이 모두 고생하셨습니다.

　야뇨증은 혈액을 거르는 신장의 문제가 아니라 야간의 정상 배뇨를 맡은 뇌와 방광의 대화 채널이 미완성된 것이 원인입니다. 미완성의 원인은 여러 가지가 있습니다. 가장 흔한 원인은 스트레스입니다만, 그 외에 뇌 조직에 가해지는 물리적, 화학적인 자극도 원인이 됩니다.

　물리적 자극이라면, 넘어진다거나 떨어져서 뇌에 충격이 가해진 경우입니다. 화학적 자극이라면 여러 질병으로 인해 뇌에 일시적으로 산소가 부족한 상태가 되는 경우입니다. 그 결과 야간에 정상 배뇨 기능을 맡은 뇌가 방광과의 대화 채널을 완성하지 못하여 야뇨증이 발생되는 것입니다.

　화학적 자극으로 인한 야뇨증은 둘로 나눌 수 있습니다. 정신박약이나 ADHD같이 뇌에너지가 태어날 때부터 부족한 선천적인 경우와 경기, 코골이로 인한 수면무호흡증후군, 뇌수막염 등과 같이 뇌에 산소 부족을 야기할 수 있는 질병으로 인해 뇌에너지가 부족해진 후천적인 경우입니다. 그렇다면 뇌수막염을 앓은 후 야뇨증이 시작된 우리 아이는 후자에 해당되는군요.

야뇨증은 염증이 아니라 뇌에너지 부족으로 인한 미숙입니다. 그러므로 야뇨증 아이의 이화학적 검사에서 야뇨증에 결정적인 영향을 주는 염증 소견이 나오는 경우는 거의 없습니다. 약간의 염증 소견이 나온다 하더라도 야뇨증과 별 관계없는 이상입니다.

염증 관리에 장점이 있는 양방 치료는 에너지를 보충하는 치료에는 약합니다. 한방 치료만이 부족한 에너지를 보충해 줄 수 있는 유일한 치료 방법이라고 생각합니다.

맞벌이 하는 부모여요.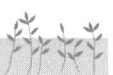

어릴 때부터 줄곧 야뇨증이 있었고, 나아지겠지 했는데, 올해 초등학교 입학하면서부터는 낮에도 심하게 지립니다. 벗어놓은 속옷과 바지에서 심한 냄새가 날 정도로 거의 싸다시피 합니다.

친구들과도 잘 어울리고, 학습적인 면에서는 뛰어날 정도로 잘하고 있는데, 유독 이 부분만 아이의 자신감을 상실시키는 것 같아 속상하고 엄마인 저 자신도 스트레스가 많습니다.

직장맘이다 보니, 아이에게 많이 신경쓰지 못한 부분이 마음에 걸립니다. 여러 걱정에 오줌 쌀 때마다 심하게 야단쳤는데 그로 인해 스트레스를 더 받는 듯도 하고, 괜히 애만 잡은 것 아닌가 싶기도 합니다.

S 병원에서 검사했을 때, 방광용적 등에는 문제가 없다고 하였습니다. 시간이 지나도 조금도 나아지는 증세가 없습니다. 아마 새벽에 싸는 듯, 간혹 새벽 5시쯤에는 아직 배뇨를 하지 않을 때도 있습니다.

본인은 언제 마려운 줄도 모르고 싼다고 하고 심지어 요즘은 낮에도 언제 오줌이 마려운지 잘 모른다고 합니다.

그렇다고 계속 기저귀를 채우면서 그냥 놔두기에는 마음이 너무 답답합니다.

비용이나 절차나 치료방법 등이 궁금합니다.

ㅇ 답변

야뇨증은 아이가 발달 과정에서 '어떤 상태로 컸나'를 추측할 수 있게 하는 질환입니다. 어떤 이유(아이가 예민하든가, 환경이 안 좋았다든가)에서든 아이가 심리적으로 많이 위축되었을 때 야뇨증이 나타나기 때문입니다. '소변을 찔끔할 정도로 혼낸다.'는 말이 있듯이 심리적인 불안이 소변 조절 능력에 많은 영향을 줍니다.

유아기 때 엄마의 직장 생활 때문에 엄마와 떨어져 있는 시간이 많아 아이가 격리 불안을 느꼈을 수도 있습니다. 하루 종일 엄마를 기다렸는데 엄마를 만나면 사랑받기보다 잔소리를 더 들어서 마음에 상처를 받았을 수도 있습니다. 그러면서 서서히 야뇨증이 발생하기 시작하고, 자기 의지로는 어쩔 수 없는 야뇨증 때문에 기가 죽으면서 더욱 위축됩니다. 그런 심리 상태에서 낯선 환경, 낯선 친구들, 낯선 선생님과 함께 하는 초등학교 생활은 아이에게 더욱 부담이었겠지요. 결국에는 밤에 뿐만 아니라 낮에도 실수하게 된 것입니다.

아이에게 사랑을 많이 주십시오. 그동안 바쁘다는 핑계로 약간은 소홀했던 아이와 대화도 많이 하시고요. 대화할 때 혼내거나 훈계하지 마시고 아이의 말에 추임새도 넣어 주면서 무조건 많이 들어 주십시오. 엄마 아빠의 사랑으로 아이의 마음을 달래 주고 생기를 돋우는 것이 야뇨증 치료의 최우선입니다. 그 다음이 치료입니다.

한약, 양약 다 안 들어요.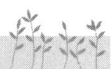

아주 어릴 때부터 잘 가렸기에 이런 문제가 생기리라고는 생각도 못했는데 7세 때부터 갑자기 시작된 야뇨증이 현재 초 2년인 상태까지 오게 되었습니다.

한의원에서 세 번이나 연달아 관련 약을 지어 먹어 보기도 하고, 소아과에서의 양약도 두 달째 먹고 있는데 효과를 보지 못하고 있습니다.

이제 수학여행도 가야하고 수련회 등 외부 활동이 점점 늘어나는데 걱정이 이만저만이 아니랍니다. 심리적으로 불안하면 안 된다고 해서 아무 소리도 못 하고, 그저 하루라도 실수를 안 하는 날은 엄청 칭찬을 해 줄 뿐입니다.

잠자기 1시간 전 수분 섭취는 하지 않고 있고 저녁도 웬만하면 일찍 먹는 편인데…….

양약도 두 번이나 종류를 바꿔 먹여 보기도 하고 새벽에 깨워 누여 보기도 하고 무의식중에 누이면 소용없다고 해서 자는 애를 완전히 깨워 누여 보기도 하고, 남이 깨워서 일어나 누는 건 소용이 없다고 해서 바로 실수할 걸 알면서도 깨우지도 못 하는…….

너무 괴롭네요. 물론 제일 괴로운 건 정작 본인이겠지만요.

어떻게 해야 할까요?

지금은 양약을 먹고 있는 중입니다.

o 답변

엄마의 질문을 읽으니 그 답답함과 절실함이 그대로 느껴집니다.

양약이라면 미니린과 이미프라민이겠지요. 미니린은 인공 항이뇨호르몬제이고 이미프라민은 항우울제로서, 호르몬제와 정신과 약물은 아이들이 복용하기엔 부담이 많은 약들입니다. 그런 약들을 먹는다 해서 모두 좋아지는 것은 아니며, 먹을 땐 효과가 있는 것 같지만 안 먹으면 다시 실수하는 경우가 많습니다.

아이를 '깨우느냐 마느냐' 또는 '언제 깨우느냐' 등 주변에서 들으시는 정보가 틀린 건 아니지만 치료의 핵심이 아닌 경우가 많습니다. 치료의 성패는 '엄마가 아이를 사랑으로 잘 대하느냐'와 '처방 내용이 야뇨증의 핵심을 건드리느냐'에 달려 있습니다. 가정에서 아이를 사랑으로 대해 주면서, 한약으로 뇌에너지를 키워 뇌와 방광의 대화 채널의 완성을 돕는다면 지긋지긋한 야뇨증에서 벗어날 수 있을 거라 확신합니다.

변비 때문일까요?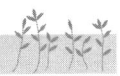

안녕하세요? 올해 11세(4학년)되는 남자아이 엄마입니다.

우리 아이는 아기 때부터 밤에 소변을 아예 못 가렸습니다. '크면 나아지겠지.'라는 안일한 생각으로 지내다 학교에 들어갔네요.

학교에 들어가서 적응을 못해 소아정신과에서 ADHD라는 진단을 받았으나 충동성만 경계에 있었지 다른 건 정상이었는데요. 하는 행동이 ADHD 행동을 많이 해서 2년 가까이 치료하다 3학년이 되면서 너무 심해져서 지금은 장기적인 교육을 위해 청학동에 가 있습니다. 거기에서도 너무 야뇨증이 심해서 기저귀를 차고 잤는데 아침에 제대로 씻지 않아 엉덩이가 짓무를 정도였습니다. 거기서는 ADHD 약을 끊고 학교 생활도 잘하고 ADHD 증상은 거의 없어진 상황입니다.

지금 생각해 보면 ADHD가 아니고 가정 환경이 그랬던 것 같습니다.(할머니가 품에 끼고 살다 학교에 보냈더니 문제가 터진 것임.)

문제는 야뇨증인데, 깨워도 잘 일어나지 못하고 제가 억지로 일으켜서 소변을 보게 하는데 잠을 깊이 자서 일어나지도 못하고 소리도 못 듣습니다. 낮에도 가끔은 소변을 옷에 묻힐 정도로 급박하게 소변을 보러 가는 경우가 있습니다. 왜 참다가 가는지 모르겠어요.

야뇨증 약을 약 2개월 먹여 봤으나 효과가 없어서 바로 중단했습니다.

어렸을 때 변비가 너무 심해서 병원 치료도 하고 약도 먹고, 관장도 너무 많이 했어요. 그 탓인지 대변실금도 심합니다. 작년에는 S 병원에서 대변실금 때문에 검사를 했는데 야뇨증이 변비 때문인 것 같다고 하시는데 특별한 처방은 없고, 변비약만 주셔서 치료를 중단했어요.

야뇨증과 대변실금 두 가지 치료를 해야 하는데 아이가 옆에 없어서 걱정이 됩니다. 이 경우도 치료가 가능한지요.

○ 답변

발달심리학에서는 야뇨증과 아이의 대변실금, 즉 유분증은 모두 아이가 유아기에 정신적 노이로제 상태에 있어서 발생한 질환으로 봅니다. 어렸을 때부터 엄마와 떨어져 할머니에게 양육되었다면 엄마와의 격리로 인한 불안이 아이의 야뇨증, 유분증, ADHD와 같은 증상을 야기시켰다고 볼 수 있습니다.

현재는 심리적으로 편한 상황인 것 같아 보이지만, 유아기 때의 정신적 충격이 트라우마로 남았고, 지금까지 그 상처를 치유할 만한 계기가 없어서 야뇨증과 유분증이 지속된다고 생각됩니다. 야뇨증의 원인 중에 변비가 포함되지만, 거의 매일 실수하는 아이 중에 변비가 야뇨증의 원인인 경우는 그리 많지 않습니다. 야뇨증의 원인이 그리 단순하지는 않거든요.

어렸을 때는 할머니, 현재는 청학동. 질문을 읽는 내내 아이는 엄마와 사랑을 나눌 시간이 절대적으로 부족했을 거라는 생각을 많이 했습니다. 그동안 그럴 수밖에 없는 나름대로의 사정이 있으셨겠지만 그렇다고 그 사정이 아이의 심리적 상처에 대한 변명일 수는 없다고 생각됩니다. 힘들더라도 아이는 엄마가 키워야 한다는 것이 저의 지론입니다. 야뇨증과 유분증은 정신적 트라우마라는 빙산의 일각입니다.

한번 내원하셔서 자세한 상담 받으셨으면 합니다.

싸지는 않지만 지려요.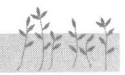

초등 4학년이고 외아들입니다. 7세부터인가 새벽쯤 속옷에 오줌을 지리기 시작하였습니다.

자면서 완전히 이불에 오줌을 싸는 경우는 드물며 이제는 거의 매일 새벽 5~6시경 약간 오줌 지린 속옷을 갈아입고 다시 잠을 자는 것이 생활화가 되었습니다.

만 2세 때 대소변가리기를 강압적으로 한 것이 마음에 걸립니다.

오줌을 완전히 이불에 싸는 것이 아니어서 차일피일 괜찮아지겠지 하면서 시간이 많이 지났습니다.

처음에는 야단도 쳐 보았지만 안 되더라고요. 요즘은 오히려 괜찮아진다고 위로하는 입장입니다. 학년이 올라가니 조금씩 수치스러워 하는 것 같고 자신감도 떨어지는 것 같아요.

밤에 오줌 지리는 것도 야뇨증인지 궁금하고, 치료 기간과 완치가 가능한지도 궁금합니다.

○ 답변

밤에 소변을 '펑' 싸는 것도 치료가 힘들지만 조금씩 지리는 것도 치료가 만만치 않습니다. 밤에 실수하느냐 낮에 실수하느냐, 펑 싸느냐 지리느냐는 시간과 양의 차이는 있지만 모두 심리적인 문제라는 공통점이 있습니다.

야뇨증 클리닉을 개설한 초기에는 펑 싸는 증상도 치료하는데 지리는 증상 정도는 치료가 쉬울 거라고 생각했습니다. 그러나 막상 치료에 임하고 보니 치료에 시간이 꽤 걸렸고, 그 후로는 지리는 증상의 치료도 만만하게 보지 않게 되었습니다. 이런 점을 어머님도 인식하시어 서두르지 마시고 아이를 사랑으로 지켜보면서 치료에 임하셨으면 합니다.

야뇨증에 잘못 대처하는 경우는 크게 세 가지 입니다. 첫째, '크면 낫겠지' 하고 너무 안이하게 생각하여 야뇨증을 치료의 대상으로 인식하지 않는 경우와 둘째, 드러내 놓고 치료하기보다는 남이 알까 쉬쉬하면서 차일피일 치료를 소홀히 하는 경우, 마지막으로 치료는 시작하지만 빨리 나아야 한다는 조바심에 소아 야뇨증은 엄마가, 성인 야뇨증은 본인 자신이 초조해하는 경우입니다. 그 결과 치료가 더뎌지면서 성격은 점점 위축되고 병은 점차 만성화됩니다.

야뇨증의 2차적 문제는 말씀처럼 자신감이 떨어지는 것입니다. 자신감은 우리 아이가 인생을 살면서 역경을 만날 때 헤쳐 나갈 수 있게 하는 원동력입니다. 또한 자신감이 떨어진 상태에서는 학업 성취나 대인 관계도 좋지 않을 수 있습니다.

이런 여러 가지 이유로 야뇨증은 꼭 치료해야 하고 또 치료되는 질환입니다.

결손 가정의 아이이고 키도 작아요.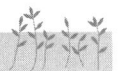

저희 아이는 어릴 때부터 야뇨증이 있는데 심리적으로 불안하면 그 증세가 더 심해지는 듯합니다. 지금은 부모가 이혼한 상태인데다가 아빠는 키울 수 없다고 회피하고 저는 재혼한 상태인데 시댁에서 아이 문제를 받아들이지 못하고 있어서 남동생 네 집에서 생활하고 있어요. 올케가 아이의 야뇨증 때문에 스트레스를 많이 받아서 갈등이 심한 모양입니다.

7세에 입학해서 지금 나이는 14세, 중학교 2학년인데 아무리 같은 학년 아이들보다 한 살 어리다지만 키가 너무 작아 걱정입니다. 야뇨증이 키와도 관련이 있다고 하는데 어디서부터 어떻게 치료를 해야 하는지 모르겠어요. 도움 부탁드립니다.

 P.S. 심리적인 이유도 있지만 이혼 전에도 아이에게는 야뇨증이 있었습니다.

◎ 답변

 어머니도 막연히 짐작하시겠지만 아이 주변의 불안한 환경이 우리 아이 야뇨증의 주된 원인입니다. 야뇨증은 심리적 불안과 위축이 결정적인 원인인 경우가 많습니다.

 중2 정도라면 소아 야뇨증과 성인 야뇨증을 경계 짓는 나이입니다. 이 시기는 또 한창 예민하고 반항적인 사춘기이기도 하고요. 야뇨증만으로도 사춘기 아이가 비행을 저지른다거나 우울하게 되는 경우가 많습니다. 더욱이 질문 내용으로 보았을 때 우리 아이에게 무엇보다도 큰 문제는 심리적인 불안감을 다독이고 안정시켜 줄 수 있는 멘토가 주위에 아무도 없다는 것입니다.

 야뇨증 아이 중에 키가 큰 아이도 많은 것을 보면 키와 야뇨증이 직접적인 관계가 있는 것 같지는 않습니다. 그러나 성장이나 야뇨증이 모두 뇌에서 하는 일이라 전혀 연관이 없다고 말하기도 힘듭니다. 성장 호르몬이 분비되는 시간과 실수하는 시간이 겹치기 때문에 야뇨증 아이의 키가 작다는 논리는 좀 무리인 것 같습니다. 대신 불안한 환경으로 인한 스트레스 때문에 뇌에너지가 부족해져 야뇨증이 시작되었고, 덩달아 키를 키우는 에너지도 부족해져 키가 작아졌다고는 말할 수 있겠습니다.

어른들 때문에 아이가 힘들다는 것을 다 알고 계시는 분께 자꾸 불편한 말씀드려서 죄송합니다. 그럴수록 엄마가 더 꿋꿋이 마음먹으시고 힘드시겠지만 아이의 유일한 멘토 역할에 소홀하지 않으시기를 부탁드립니다.

22세인데 아직도 실수를 해요.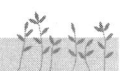

'언젠간 괜찮아지겠지, 괜찮아지겠지' 하다가 성인이 될 때까지 야뇨증이 이어져서 지금이라도 병원을 찾아야겠다는 생각에 상담 글을 남겨 봅니다.

저는 현재 22세 여성이고 야뇨증은 아주 어릴 때부터 있었습니다. 정확한 기억은 아니지만 유아기 때에는 매일 그랬던 것 같지는 않은데 점점 나이를 먹을수록 심해져서 고등학교 3학년쯤부터는 거의 매일 잠자리에 소변을 지리고 있습니다. 지금도 이틀에 한 번씩은······.

매일 세탁기에 이불을 빠는 게 하루 일과가 될 정도이다 보니 침대는 꿈도 못 꾸고 매트도 깔고 자는 게 쉽지 않습니다. 학과 MT에 가거나 친구 집에 놀러가도 잠자리에 들 때마다 불안하구요.

낮에도 화장실에 자주 가는 편이긴 합니다만 소변을 참지 못하는 것은 아닙니다. 평소에 물을 많이 마시는 편이라 혹시 잠들기 몇 시간 전부터 물을 마시지 않으면 어떨까 싶어서 시도해 보았지만 딱히 마시는 물의 양과는 관련이 없는 것 같고요. 그래도 아주 가끔 자다가 소변이 마려우면 깨서 화장실에 갈 때도 있어요.

세상모르고 자다가 깨어 보면 이불에 소변을 지려놓은 경우도 있고요. 쉬려고 누워 있다가 화장실 가는 것을 깜빡하고 잠들어 버리면 거의 100%, 다음날 이불 빨아야 합니다.

다른 사람과 비교해 볼 방법이 없으니……. 방광이 약한 것인지, 수면 중에 화장실에 가야할 순간에 그걸 깨닫지 못하고 계속 자는 건지…….

이제 나이도 먹을 만큼 먹은 다 큰 처녀인데, 밤마다 걱정되어 잠들기도 힘듭니다. 얼른 고치고 싶어요.

○ 답변

성인 중 약 5%가 현재도 야뇨증으로 고민하고 있다는 보고가 있습니다. 5%라 하면 100명 중 5명으로 적지 않은 숫자입니다. 야뇨증의 특징 중에 남에게 알리지 않으려는 은닉성이 있어서 그렇지 의외로 더 많은 성인들이 야뇨증으로 고통받고 있습니다. '나만 그런 것은 아닐까'하는 불안감에서 조금 위안이 되었으면 합니다.

성인 야뇨증은 소아 야뇨증에서 이어지는 경우가 대부분입니다. 3세 무렵에 뇌와 방광의 대화 채널이 완성되지 못했고, 그 이후로도 이런저런 이유로 완성될 기회를 놓쳐 지금까지 야뇨증에서 벗어나지 못하는 것입니다.

일상에서 뇌와 방광의 대화를 방해하는 이유는 피로 누적, 스트레스, 밤참의 세 가지입니다. 이 세 가지를 가급적 피하시면서 뇌와 방광의 대화 채널의 완성을 도와 주는 한약을 복용하셨으면 합니다.

아이들 키우는 39세 주부입니다.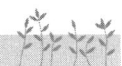

안녕하세요? 저는 39세의 가정 주부입니다.

어려서부터 야뇨증이 심하여 힘든 유아기와 아동기를 보냈습니다. 성장하면서 좋아진 듯 느껴졌으나 절박성 요실금이라고 해야 하나? 소변이 마려우면 당장 화장실에 가야 하고 바지를 내리는 동안에 실수를 하는 경우가 많았습니다.

하지만 성인이 된 후 밤에 실수하는 경우는 없었는데 최근 2개월 사이 네 번의 실수를 하였네요. 세 번은 속옷이 살짝 젖기만 했는데 어젯밤에는 화장실에서처럼 그냥 시원하게 해버렸습니다.

아이들까지 키우는 입장에서 너무너무 창피하고 혹시 치매가 오지 않았나 별 걱정을 다하다가 인터넷 검색하던 중 들어왔습니다. 저는 지방에 거주하며 직장까지 다니고 있어서 시간을 내기가 어렵습니다. 이곳에서도 산부인과에서 몇 번의 치료(물리치료, 주사, 약물)를 받았지만 별 효과를 보지 못했습니다. 생활에 너무 불편함이 크고 특히 가족들이 알게 될까 봐 걱정됩니다. 저같이 증세가 오래된 사람도 치료가 가능할까요?

◐ 답변

어머님은 야뇨증과 과민성 방광염 모두를 앓고 계시는 상태입니다. 야뇨증이 계속되면서 심리적 압박으로 인해 방광도 과민해져 절박성 요실금이 생긴 것으로 추정되고요. 과민하다면 스트레스에 과민한 것입니다. 출산의 영향으로 요실금이 생기기도 하지만 질문 내

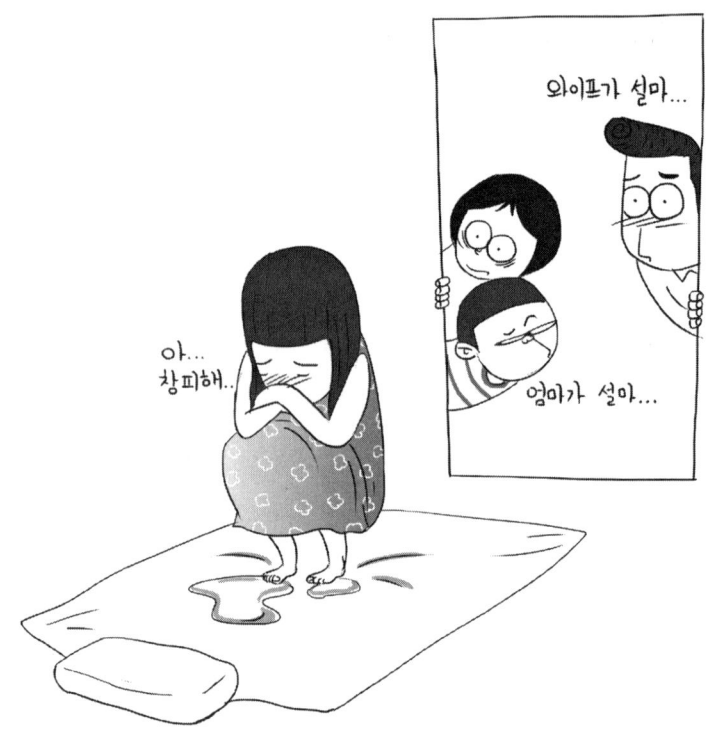

용으로 보면 그런 것 같지는 않습니다. 대신 엄마의 성장 과정과 현재 상황에서 스트레스가 꾸준히 가해졌다고 추측할 수 있습니다.

일견 야뇨증은 뇌, 요실금은 방광과 그 주위 근육의 문제로 서로 연관성이 없는 것처럼 보입니다. 하지만 방광과 그 주위 근육을 조절하는 것도 뇌의 역할이므로 두 질환은 서로 밀접한 연관이 있습니다.

몸과 마음을 편히 하면서 뇌와 방광을 모두 치료하는 한약을 복용하면 완치될 수 있습니다.

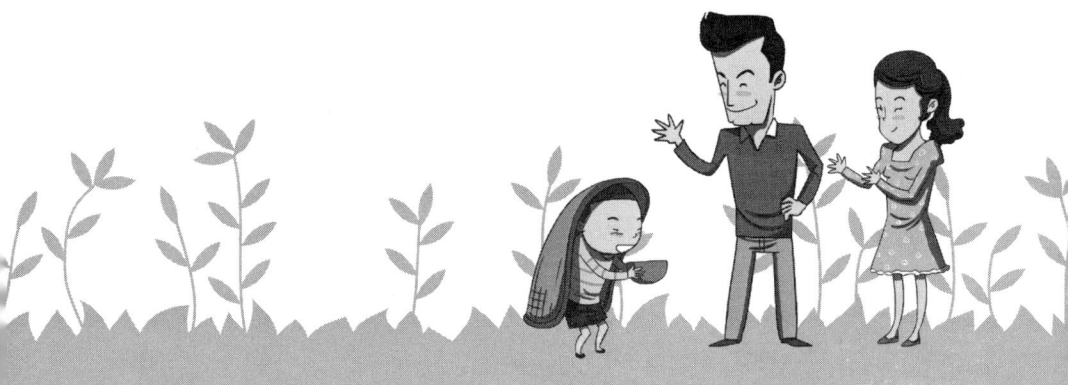

PART 02 야뇨증이란 무엇인가?

수면 중에 소변이 나오는 것을 의식하지 못하고 실수하는 것이 야뇨증입니다. 그러나 수면 중에 다음 세 가지 조건을 충족한다면 소변을 실수할 일은 없을 것입니다. 먼저, 나올 소변이 없다면 실수하지 않겠지요. 다음, 나올 소변이 있더라도 방광의 용적이 크다면 넘치지 않을 것입니다. 마지막으로, 소변량이 많고 방광의 용적이 적더라도 소변을 참을 수 없을 때 잠에서 깬다면 실수하지 않을 것입니다. 위의 세 조건을 만족하지 못하기 때문에 야뇨증에 걸리는 것입니다.

지극히 상식적인 얘기인 것 같지만 실제로 우리 몸은 위의 세 조건을 만족하기 위해 작동합니다. 첫째, 밤에는 항이뇨 호르몬 분비가 낮보다 늘어나 소변을 덜 만들게 됩니다. 둘째, 밤에는 방광의 크기가

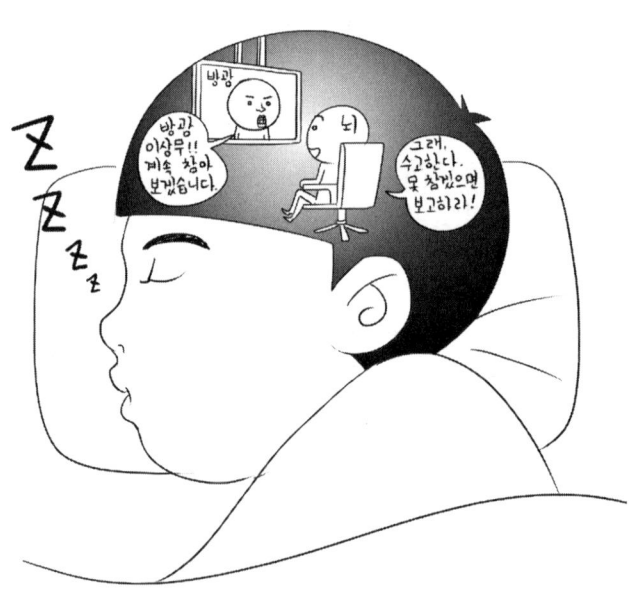

낮보다 1.6~2.1배 커져 소변을 많이 담을 수 있습니다. 셋째, 수면 중에도 뇌와 방광은 자율신경을 통해 긴밀히 연락하며 배뇨를 조절합니다. '배뇨 조절'이라는 목표를 달성하기 위해서 자율신경을 통한 두 조직 간의 원활한 정보 교환을 편의상 '대화'라 표현하겠습니다. 뇌와 방광은 수면 중에도 대화가 원만히 이루어져야 합니다. 즉 방광에 소변이 차면 뇌가 방광에게 명령하여 참아 보게 하고, 그래도 방광이 못 참겠다 하면 뇌가 잠을 깨우는 것이 정상적인 대화의 내용입니다.

세 조건 중 야뇨증의 결정적인 요인은 뇌와 방광의 대화가 원만치 않은 것이고, 항이뇨 호르몬 부족과 방광 용적이 적은 것은 부수적인 요인입니다.

야뇨증이란?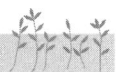

야뇨증을 글자 그대로 풀이한다면 밤 야(夜) 자에 소변 뇨(尿) 자로, '밤에 잘 때 소변을 보는 증상'입니다. 그러나 조금 더 의학적으로 정확하게 표현하면 '비뇨기계 검사에서는 뚜렷한 이상이 없는 5세 이상의 아이가 낮 동안에는 소변을 잘 가리다가 밤에 잘 때 소변을 지리거나 실수하는 증상을 1주일에 최소 2회 이상, 적어도 3개월 이상 지속하는 경우'를 말합니다. 위의 정의대로라면 야뇨증은 다음의 다섯 가지 기준을 모두 만족해야 합니다.

첫째, 비뇨기계에 검사상 뚜렷한 이상이 없어야 합니다.

비뇨기계에 다양하고 복잡한 병리를 가진 질환이 많지만, 일단 기본적으로 신장염, 신우신염, 요도염, 방광염 등의 염증 소견이 없어야 합니다. 장기간의 비뇨기계통의 질환을 앓다가 오는 야뇨증은 일반적인 의미의 야뇨증이 아닙니다.

둘째, 나이가 5세 이상이라는 점입니다.

나이를 세는 방법이 두 가지인 우리나라 특성상 5세가 만 나이를 의미하는지 아니면 일반적으로 세는 나이인지가 애매합니다. 정의를 내려드리겠습니다. 일반 나이 5세는 부모가 아이를 야뇨증으로 인정해야 하는 나이입니다. 만 5세는 야뇨증 개선을 위해 가정에서 적극적으로 관리해 보고, 그래도 안 되면 치료를 시작해야 하는 나이입니다.

셋째, 깨어 있을 때가 아니고 잘 때입니다.

낮이든 밤이든 잘 때 실수하는 것은 야뇨증(夜尿症)이라 하고, 낮에 깨어 있을 때 실수하는 것은 주뇨증(晝尿症)이라 하며, 둘을 통틀어 유뇨증(遺尿症)이라고 합니다. 낮잠 잘 때 실수하는 것 또한 야뇨증입니다.

넷째, 1주일에 2회 이상의 빈도입니다.

아이들은 자기 체력을 감안하지 않고 노는 경향이 있으므로 아이가 피곤한 날에는 밤에 실수하는 경우가 있습니다. 1주일에 하루 정도는 그런 경우를 감안하여 실수를 인정할 수 있지만 그렇게 피곤하게 놀지 않았는데도 1주일에 2회 이상 실수한다면 병적으로 봐야 한다는 의미입니다.

다섯 째, 3개월 이상 지속됩니다.

소아의 특징은 성장 과정 중에 있다는 것입니다. 소아는 아직은 미숙하여 여러 가지 질환이 자주 발생하지만, 한창 성장할 시기이기 때문에 스스로 쾌유할 가능성이 많습니다. 야뇨증도 마찬가지입니다.

아직은 미숙하여 수면 중에 비정상적으로 배뇨를 하지만 아이가 성장하면서 자연 치유되는 경우가 많습니다. 3개월은 자연 치유의 가능성을 염두에 두고 야뇨증의 진단을 유보하는 유예 기간입니다.

소변과 관계된 용어 정리

소변과 관계된 여러 용어가 있습니다. 유뇨증, 요실금, 야뇨증, 야간뇨 등 모두 소변 뇨(尿) 자가 들어가서 구별하기가 쉽지 않습니다. 알기 쉽게 구별해 보겠습니다.

• 유뇨증(遺尿症)

유뇨증에서 유(遺) 자의 의미는 '남긴다'는 의미가 아니라 '버린다'는 의미입니다. 여기서 버린다는 "쓰레기를 버린다."처럼 다 쓰고 필요 없는 것을 버린다는 의미가 아니라 '다 쓰지 않았는데도 적절치 않게 버린다'는 의미입니다. 주인한테서 사랑과 보호를 받지 못하고 길거리에 버려진 개를 유기견(遺棄犬)이라 하는데, 이때의 유(遺) 자입니다. 지하철 역사에 가면 유실물 보관센터가 있습니다. 주인이 의도하지 않았는데 본의 아니게 버려진 물건을 유실물(遺失物)이라 합니다. 역시 같은 유(遺) 자를 사용합니다.

낮이건 밤이건, 잘 때건 깨어 있을 때건 간에 소변을 제 때 제 장소에 깔끔하게 마무리하지 못하고 흘려버리는 증상을 표현할 때 이 유(遺) 자를 사용하여 유뇨증(遺尿症)이라 합니다.

야간뇨나 야간 요실금 모두 요의를 느끼고 깬다는 점에서 요의를 느끼지 못하여 잠에서 깨지 못하는 야뇨증과는 구별됩니다.

- 야뇨증(夜尿症)

밤에 잘 때 요의를 인식하여 깨지 못하고 실수하는 증상입니다.

- 주뇨증(晝尿症)

밤에 잘 때는 거의 실수를 안 하는데 낮에 깨어 있을 때 속옷을 적시는 아이가 있습니다. 가벼운 경우에는 재미있는 놀이를 하거나 TV나 게임에 집중할 때만 조금씩 적시지만, 심한 경우에는 조금만 긴장하거나 부담을 느껴도 하루에도 몇 차례씩 축축하게 적셔, 부모가 쉬는 시간마다 학교에 찾아가 옷을 갈아입히고 오는 경우도 있습니다.

일반적으로 잠들어 있는 밤에 실수하는 증상도 고치니 깨어 있는 낮에 실수하는 증상은 더 쉽게 고칠 수 있다고 생각할 수도 있습니다. 그러나 밤에 실수하는 증상이나 낮에 지리는 증상이나 '뇌와 방광의 대화 채널의 미완성'이 원인이라는 점에서 병의 깊이는 다르지 않습니다.

• 요실금(尿失禁)

요실금에서 금(禁) 자는 '금지한다'는 의미가 아니라 '참는다, 견딘다'는 의미입니다. 깨어 있는 동안 요의를 느끼기는 하지만 참지 못하고 소변을 흘리는 증상이 요실금인데, 자연 분만을 한 산모처럼 가벼운 경우에는 '찔끔찔끔'이지만 연세 많으신 어르신처럼 심한 경우에는 '줄줄' 나오기도 합니다.

요실금과 야뇨증은 밤에 소변을 참지 못한다는 점에서는 같습니다. 그러나 요실금은 요도괄약근의 문제이고, 야뇨증은 뇌의 문제라는 점에서 차이가 있습니다. 요실금은 출산이나 수술, 노화 등이 원인으로 요도괄약근이 제 기능을 못하는 것이고, 야뇨증은 요도괄약근의 기능은 정상이나 뇌가 요의를 느낄 때 깨는 기능을 못하는 것입니다.

낮에 깨어있을 때 소아가 실수하면 유뇨증, 더 정확히 말해 주뇨증이라 하고, 어른이 낮에 실수하는 것은 요실금이라 합니다. 이것 역시 괄약근이 늘어져 있느냐 아니냐가 두 증상을 구별하는 기준입니다. 아이가 괄약근이 늘어지는 경우는 거의 없기 때문에 아이가 낮에 실수하는 증상은 주뇨증이지 요실금은 아닙니다.

수면 중에 요의를 못 느껴 잠에서 깨지 못하고 실수하는 것은 소아나 성인 모두 야뇨증이라 하며 15세를 기준으로 소아 야뇨증과 성인 야뇨증으로 구별합니다.

- **야간뇨**(夜間尿)

대략 50대 이상에서 밤에 자다가 소변이 마려워 한두 차례, 많게는 서너 차례 깨는 경우가 있습니다. 남성의 경우 노화로 인한 전립선 비대, 여성의 경우 과민성 방광 등이 원인이며 밤에 일어나는 증상이므로 야뇨증과 구별하여 야간뇨라 칭합니다.

야뇨증이 있는 소아와 마찬가지로 많이 쇠약한 어르신들은 야간뇨로 인해서 수면 중에 침구나 옷에 소변을 적실 수 있습니다. 수면 중 요의를 느껴 깨긴 하였으나 괄약근에 힘이 없어 화장실 갈 때까지 미처 참지 못하고 실수를 하는 경우입니다. 야간 요실금입니다.

야간뇨나 요실금은 모두 50대 이상에서 자주 발병하는 것으로 보아 신장, 방광, 전립선, 괄약근, 신경 등의 노화가 원인입니다. 그러나 야뇨증은 소아나 젊은 층에서 빈발하는 것을 보면 노화가 원인이 아닌 것은 분명합니다.

- **기타**
  - 빈뇨(頻尿): 방광염이나 과민성 방광, 전립선염 등으로 인해 요의를 자주 느껴 소변을 자주 보는 증상입니다.
  - 요폐(尿閉): 요의는 있으나 소변이 찔끔거리며 잘 안 나오는 증상입니다.
  - 다뇨(多尿): 물을 많이 마시지 않는데도 갈증과 함께 많은 양의 소변을 보는 증상입니다. 대개 당뇨병이나 항이뇨 호르몬 부족으로 인한 요붕증(오줌이 지나치게 많이 나오는 병)이 있으면 일어나는 증상입니다.

야뇨증의 특징

- **진단과 예후가 모호**

야뇨증을 확진할 수 있는 검사는 딱히 없습니다. 소변검사, 혈액검사, 초음파검사, X-ray, MRI검사 등 모든 검사에서 야뇨증만의 특이한 검사 소견이 없습니다. 그냥 실수하면 야뇨증이고 실수 안 하면 나은 것이며, 다시 실수하면 야뇨증이 재발한 것으로 추정할 수밖에 없습니다.

- **염증이 아니라 미숙**

염증과 미숙을 이해하기 쉽게 자전거 타는 것에 비유해 보겠습니다. 자전거를 못타는 이유는 두 가지가 있습니다. 먼저, 다쳐서입니다. 다쳤다는 것은 찰과상처럼 염증인 경우입니다.

둘째, 미숙입니다. 자전거 타는 방법을 잘 몰라서 넘어지는 경우입니다. 자전거를 못 타는 것에도 정도가 있습니다. 아예 출발도 못 할 수도 있고, 출발은 하지만 얼마 가지 못하고 넘어질 수도 있습니다. 또 직진은 잘하나 코너를 못 돌 수도 있고, 평지는 잘 가나 내리막길을 못 내려갈 수도 있습니다.

야뇨증은 요도염, 방광염, 신우신염 같은 소변과 관계된 조직의 염증이 원인인 질환이 아닙니다. 자전거 타는 것이 미숙하면 실수하여 넘어지듯이, 뇌와 방광의 대화가 미숙해서 나타나는 증상이 야뇨증입니다.

야뇨증의 원인이 염증이 아니라 미숙이라는 것은 다음 세 가지를 의미합니다.

◎ 치료에 시간이 걸립니다.

일반적으로 넘어져 생긴 상처가 아무는 데 걸리는 시간보다 못 타는 자전거를 배우는 데 걸리는 시간이 더 길 것입니다. 야뇨증은 수면 중 뇌와 방광의 대화가 미숙한 질환입니다. 요도염, 방광염, 신우신염 같은 염증 질환은 재발은 자주 될지 몰라도 치료기간이 1~2주를 넘지 않으나, 미숙한 질환인 야뇨증은 치료 기간이 훨씬 깁니다.

자전거를 출발도 못 하는 사람보다는 코너를 못 도는 사람이 더 빨리 배울 수 있듯이, 미숙의 정도를 알면 대략 배우는 기간을 예상할 수 있습니다. 미숙의 정도를 판단하는 근거는 야뇨증의 빈도입니다.

한 달에 한 번 실수하는 것보다는 1주일에 한 번, 1주일보다는 매일 실수하는 것이 훨씬 미숙한 것입니다. 미숙할수록 익숙해지는 데 걸리는 시간이 깁니다. 야뇨증 치료도 한 달에 한 번은 대략 1~2달, 1주일에 서너 번은 3~4달, 매일은 6개월~1년 정도로 치료 기간이 차이가 납니다.

◎ 아이의 의지가 중요합니다.

'자전거를 얼마 만에 배우느냐'에는 무엇보다 배우려는 사람의 의지가 제일 중요합니다. '친구들은 다 타는데 창피해서', 혹은 '자전거 타고 자유롭게 다니고 싶어서' 등 그 욕구가 얼마나 절실하냐에 따라 배우는 데 걸리는 시간이 차이가 납니다.

평양 감사도 본인이 싫으면 할 수 없듯이 부모가 아무리 치료에 적극적이라 해도 아이 본인이 치료에 대한 의지가 없다면 잘 낫지 않습니다. 잘 낫지 않는 원인이 아이의 생활 습관에서 오는 것이라면 더욱 그렇습니다. 밤만 되면 뭔가를 먹으려 한다거나, 낮에는 실컷 놀다가 밤이면 숙제한다고 늦게 자거나, 게임을 하루에 3~4시간씩 한다면 말입니다.

야뇨증은 아이가 스스로 지켜야 할 일을 잘 지키려는 의지가 있어야 빨리 치료되는 질환입니다.

◎ 엄마의 관리가 중요합니다.

자전거를 '빨리 배우느냐 늦게 배우느냐'에 또 한 가지 변수가 있습니다. 가르치는 사람이 자전거 타는 법을 제대로 알고 있어야 합니다.

돌발 퀴즈! 자전거가 왼쪽으로 넘어지려 합니다. 안 넘어지려면 핸들을 오른쪽과 왼쪽 중 어느 쪽으로 꺾어야 할까요? 답은 왼쪽입니다. 보통은 넘어지려는 반대쪽으로 핸들을 꺾어야 중심을 잡을 거라 생각하지만, 실제로는 넘어지려는 쪽으로 핸들을 더 돌려야 넘어지지 않고 중심이 잡힙니다.

가르치는 사람이 이런 사실을 몰라 자전거가 오른쪽으로 넘어지는데 반대인 왼쪽으로 핸들을 꺾으라고 가르친다면 배우는 사람이 빨리 배울 수 없습니다. 하라는 대로 해도 자꾸 넘어지면 가르치는 사람은 답답해하다가 핀잔을 주게 되고, 배우는 사람은 그 핀잔에 주눅 들고 서운해하다 결국 자전거 배우기를 싫어하거나 포기하게 됩니다.

야뇨증도 마찬가지입니다. 부모, 특히 엄마가 야뇨증에 대해 정확하게 이해를 하고 있어야 합니다. 야뇨증의 원인은 무엇인지, 아이의 성격은 어떤지, 우리 아이의 생활에서 개선할 점은 없는지, 가족들이 개선해야 할 점은 무엇인지 등등. 그런 구체적이고 적극적인 노력 없이 언어폭력이나 체벌을 가한다거나 아이의 무관심과 게으름만 나무란다면 엄마와 아이의 사이는 점점 멀어지고 야뇨증은 나을 기미가 안 보일 것입니다.

못 타는 정도에 따라 가르치는 방법도 달라야 합니다. 자전거에 대한 두려움 때문에 출발도 못 하는 아이는 꾸준한 칭찬을 통해 자신감을 회복시키는 것이 먼저일 것입니다. 그런 아이에게 질책은 약이 아니라 독으로 작용할 수 있습니다. 직선 도로에서는 잘 타지만 커브를 못 도는 아이에게는 적당한 칭찬과 질책을 겸하여야 좋을 것 같습니다.

마찬가지로 야뇨의 빈도가 잦아 심리적으로 많이 위축되어 있는 아이에게는 모든 생활에서 꾸중이나 핀잔보다는 칭찬을 통한 자신감 회복이 급선무일 것입니다. 빈도가 잦지는 않지만 밤참과 컴퓨터게임 과다 같은 생활의 부주의로 야뇨증에서 졸업을 하지 못하는 아이에게는 약간의 질책과, 안 쌌을 때 보상의 수준을 높이는 동기 부여를 통해 적절한 긴장을 유지하게끔 하는 것이 필요할 것입니다.

• 오래 두면 정신적으로 위축

다른 만성 질환도 오래 앓으면 정신적으로 우울해지고 위축될 수 있습니다. 그러나 야뇨증은 그 위축의 정도가 다른 질환보다 훨씬 심합니다. 무엇보다 더 심각한 것은 그 정신적 위축이 아이의 인성 형성에 매우 중요한 시기인 유아기에서 학령기에 걸쳐 진행된다는 것입니다. 식물로 치면 새싹이 돋아 막 성장하려 하는데 햇볕이 부족해 새싹이 오그라져 충분히 크지 못하는 것에 비유할 수 있습니다.

• 감추고 싶어하는 특성

병은 주위에 알려야 한다는 게 일반적인 통념입니다. 그래야 그 병에 대한 정보를 여러 사람에게서 들을 수 있고, 그 결과 경제적, 시간적 시행착오를 줄여 치료를 빨리 할 수 있기 때문입니다.

그러나 야뇨증은 친구는 물론 친척, 심지어 할아버지, 할머니에게도 숨기는 경우가 많습니다. 성병도 아니고 남에게 전염시키는 전염병도 아닌데 남이 알면 아이가 기죽는다는 생각에 점점 숨기게 됩니다.

다른 질환 같으면 오랫동안 고통받던 증상이 치료 후 나았다면 누가 부탁하지 않아도 "이런저런 질환으로 많이 고생했었는데 어느 병원에서 치료 후 나았다."고 주위에 알릴 것입니다. 노력하지 않아도 홍보가 저절로 진행됩니다. 페이스북, 카카오스토리 같은 SNS가 발달한 요즘 시대에 소비자의 마음에서 우러난 자체 홍보는 대단한 효과와 파급력을 가지고 있습니다. 그러나 야뇨증의 감추고 싶어하는 은닉성은 그런 효과를 불가능하게 만듭니다. 주위에 알려지면 아이가 오줌싸개라고 놀림을 받을 수 있기 때문에 가까운 지인이나 친척에게도 알리기를 꺼립니다. 저희 병원에서도 야뇨증 치료 후 완치된 아이의 소개로 온 환자는 거의 없습니다.

야뇨증의 분류

• 야뇨증의 발병 시기에 의한 분류

야뇨증은 대개 1차성과 2차성, 또는 원발성과 속발성으로 분류합니다.

1차성 혹은 원발성 야뇨증은 태어나서 6개월 이상 밤에 소변을 가린 적이 없는 야뇨증을 말합니다. 2차성 혹은 속발성 야뇨증은 태어나서 6개월 이상 소변을 가린 적이 있으나 어떤 이유로 다시 실수하게 되는 경우를 말합니다.

흔히 1차성은 유전적인 것이어서 치료가 쉽지 않으며 2차성은 정신적인 스트레스가 원인이므로 1차성 야뇨증에 비해 치료가 비교적 쉽다고 알려져 있습니다. 그러나 1차성 야뇨증도 유전보다는 유아기 때의 스트레스가 원인인 경우가 많습니다. 둘 다 스트레스가 원인입니다. 이어지는 '야뇨증의 원인'에서 그 이유를 자세히 설명해 드리겠습니다.

- **야뇨증 이외에 하부요로 증상의 유무에 따른 분류**

정상적으로 소변을 보면 아무 느낌이 없거나 시원하다는 느낌이 있거나 쾌감이 있습니다. 신장은 소변을 만드는 곳이고 방광은 소변을 저장하는 곳이며 요도는 소변이 배출되는 통로입니다. 이 세 곳 중 어느 한 곳에서라도 이상이 있으면 정상적으로 소변을 보지 못하게 되며 소변볼 때 시원한 느낌이 아니라 여러 가지 불편한 증상을 호소하게 됩니다.

하부요로 증상(LUTS, Lower Urinary Tract Symptoms)이란 소변의 저장, 배출에 문제가 있는 증상입니다. 하부요로 증상에는 빈뇨, 요실금, 급박뇨, 야간뇨, 요주저(지연뇨, 뜸을 들여야 소변이 나오는 증상), 약뇨(세뇨, 소변 줄기가 가는 증상), 복압배뇨(아랫배에 힘을 주어야 소변이 나오는 증상), 단축뇨(간헐뇨, 소변이 중간에 끊기는 증상), 배뇨 후 요점적(소변을 다 보고 난 후 방울방울 떨어지는 증상)등이 해당됩니다. 하부요로 증상은 병명이 아니라 증상명입니다. 위염은 병명이고 그로 인한 속쓰림, 소화불량, 체기는 증상명이듯이 말입니다.

단일 증상성 야뇨증은 말 그대로 낮에 하부요로 증상 없이 야뇨증만 있는 경우입니다. 낮에 하부요로 증상이 동반되는 야뇨증을 비단일 증상성 야뇨증이라 합니다. 단일 증상성 야뇨증보다 비단일 증상성 야뇨증의 치료가 쉽지 않습니다.

야뇨증의 원인

• 유전

어떤 질환에 대해 알기 위해 인터넷을 검색하다 보면 비슷비슷한 내용을 이곳저곳에서 자주 보게 됩니다. 출처가 애매한 경우도 많고, 그 내용이 과거의 학설이거나 혹은 사실과 다른 것이 많은데도 여러 글에서 반복해서 보이면 그것이 정설인 듯 착각하게 됩니다.

야뇨증의 경우에도 야뇨증을 다루는 여러 곳의 홈페이지에 들어가 보면 야뇨증의 원인으로 유전을 빠짐없이 꼽고 있습니다. 부모 중 한 사람이 어렸을 적 야뇨증을 앓은 경우에는 자녀가 야뇨증일 확률이 40%이고, 부모가 모두 야뇨증이었을 때 자녀가 야뇨증일 확률은 70%라고 구체적인 통계까지 천편일률적으로 적혀 있습니다.

위에서 1차성 야뇨증은 유전을 원인으로 보고, 2차성 야뇨증은 스트레스를 원인으로 본다고 말씀드렸습니다. 그러나 임상을 하다 보면 1차성도 유아기에 받은 스트레스가 원인이라는 것을 확신하게 됩니다. 1차성과 2차성의 구분은 스트레스가 가해진 시기와 스트레스를 받은 것을 주위에서 알아차릴 수 있었느냐 없었느냐의 차이지 실은 두 경우 모두 스트레스가 원인입니다. 부모가 아이가 스트레스를 받고 있다는 것을 알아차릴 수 없는 것은 1차성, 알아차릴 수 있는 것은 2차성입니다.

1차성 야뇨증은 아이가 자기 주변 상황이 불편한지 아닌지 인식할 능력도 없고, 있었다 해도 표현할 능력도 없는 2~3세에 시작된 것입니다. 그러므로 주위에서 아이가 스트레스를 받고 있다는 것을 인식하기 힘들고, 혹 짐작은 해도 어떤 개선책을 내놓기가 쉽지 않은 상황입니다. 예를 들면, 직장을 다녀야 하는 엄마와의 격리 불안이 아이가 밤마다 실수하는 원인일 것이라고 짐작을 해도 당장 다니던 직장을 그만두기가 쉽지 않습니다. 형제와의 갈등이 야뇨증의 원인인 것 같아도 형제 중 누구 하나를 변하게 하는 것이 쉽지 않습니다. 이와 같이 야뇨증의 원인이 주변에서 가해지는 스트레스라는 것을 알기도 힘들고, 안다 하더라도 스트레스를 유발하는 환경을 바꾸기 힘들기 때문에 병력이 오래되어 1차성 야뇨증의 치료가 오래 걸리는 것이지 야뇨증이 유전 질환이라 오래 걸리는 것이 아닙니다.

반대로 2차성 야뇨증은 아이가 스트레스를 받고 있다는 것을 아이의 평소와 다른 행동을 통해서나 아니면 주위 사람의 알림을 통해서 부모가 인지하기 쉽습니다. 학교나 학원을 가기 싫어하거나 쾌활했던 아이인데 갑자기 말이 없어지고 혼자 있으려 하는 등의 돌변한 행동에서, 혹은 선생님이나 아이 친구 엄마 등의 귀뜸을 통해서 아이가 마음이 편치 않다는 것을 알 수 있습니다. 학원에서의 문제라면(숙제 과다, 선생님과의 갈등 등) 학원을 그만 두거나 옮기면 되고, 학교에서의 문제라면 최악의 경우 전학을 가면 됩니다. 스트레스의 원인을 알 수 있으므로 그 원인을 제거하면 호전되는 경우가 많습니다. 또 소변을 가리는 것에 익숙한 적이 있었기에 스트레스로 잠시 퇴행했더라도 스트레스 상황에서 벗어난다면 얼마 후 소변을 다시 가릴 수 있습니다. 자전거를 탈 줄 알았던 사람이 몇 년간 타지 않다가도 다시 타면 금방 익숙해지는 것과 같은 이치입니다.

간혹 부모 자신의 유전적인 약점 때문에 자녀가 야뇨증이 걸렸다고 자책하는 부모가 계십니다. 어렸을 때 늦게까지 앓았던 야뇨증, 심지어 방광염이나 신우신염이 걸렸던 것이 아이에게 유전된 것이라 생각하는 부모님이 있습니다. 혹 그런 분들이 이 글을 읽으신다면 앞으로는 절대 그런 죄책감은 갖지 않길 바랍니다. 유전이라는 선천적인 약점을 전혀 무시할 수는 없지만 야뇨증은 후천적인 상황이 훨씬 더 중요하기 때문입니다. 아이의 주변 환경과 부모의 양육 태도가 문제지 유전은 큰 문제가 되지 않습니다.

- **3세**

우리 나이 3세는 야뇨증에 있어서 여러 가지 의미를 가지고 있습니다.

◎ 뇌와 방광의 대화 채널이 완성되는 시기입니다.

'세 살 버릇 여든 간다.'는 말이 있습니다. 사람이 평생을 살아갈 생활 습관은 유아기인 3세쯤에 정해진다는 말입니다. 부모의 정자와 난자가 만나 자궁에서 착상된 후부터 인간으로서의 아이의 인생이 시작됩니다. 그러나 이 시기는 인간이라기보다는 동물로서의 본능만 있어 오직 생존을 위한 본능만 충만한 시기입니다. 생존을 위해서는 앞으로 살아가야 할 세상이 어떤 곳인가를 파악하는 것이 최대의 과제입니다. 이 때 뇌는 자기 주변 세상을 파악하기 위하여 뇌 세포의 가지를 엄청나게 치고 그 가지에서 수집된 정보를 토대로 세상을 파악합니다.

임신 동안에 엄마가 심한 입덧 등으로 유산기가 있다면 태아는 떨어지지 않으려고 죽기살기로 매달리면서 '아! 이곳은 먹고살기 힘든 곳이구나.'하고 세상을 판단합니다. 태어난 후의 상황도 태아의 세상

판단에 영향을 미칩니다. 배고프면 바로 먹을 것이 들어오고, 기저귀는 항상 뽀송뽀송하며, 들거나 안을 때 항상 조심스럽게 다루고, 주변이 항상 조용하다면 아이는 '아! 세상은 살 만한 곳이구나.'하고 판단할 것입니다. 그러나 배고프다고 울어도 먹을 것을 안 주고, 축축하고 질퍽한 기저귀를 제 때에 안 갈아 주며, 갑자기 번쩍 들어 올리거나 깜짝깜짝 놀라게 큰 소리로 떠든다면 아이는 세상을 살기 힘든 곳으로 판단할 것입니다.

이와 같이 주변 세상 파악을 위하여 뇌 세포의 가지를 확장하는 것은 2세쯤에 정점을 찍습니다. 뇌 세포의 가지를 뻗어서 세상이 어떤 곳인가를 파악한 후에는 서서히 뇌 세포의 가지치기가 시작됩니다. 뇌 세포가 외부로 가지뻗기는 중지하고 내부의 실속을 다지는 데에 역량을 집중하는 것입니다.

내부의 실속을 다진다는 말의 의미는 뇌가 내장과의 대화 채널을 형성한다는 의미입니다. 집안의 생계를 책임진 아버지가 가족을 부양하느라 바깥일에만 몰두하다가 어느 정도 사업이 안정이 된 후에는 집안에도 관심을 갖는 것과 비슷한 이치입니다. 이 때 뇌와 방광의 대화 채널도 완성이 됩니다.

◎ 유아 사춘기입니다.

생후 2주부터 만 2세(우리 나이 3세)까지의 시기를 유아기라 합니다. 유아기 후에 오는 아동기는 신체적, 사회적, 정서적, 지적 발달의 속도가 현저히 빠르므로, 이를 다시 아동 전기와 아동 후기로 나눕니다. 3~5세까지를 아동 전기, 6~12세(사춘기에 들어가기 전)까지를 아동 후기로 구분하며, 아동기 이후인 12~14세는 청소년 전기라고 합니다.

발달심리학에서는 유아기의 마지막 해인 3세를 유아 사춘기라 합니다. 사춘기라는 말에는 주위의 관심과 사랑을 많이 필요로 한다는 의미가 있습니다. 사람의 일생에서 사춘기는 첫 번째는 유아기 때, 두 번째는 청소년기 때 옵니다. 두 시기 모두 사춘기이지만 차이점이 있습니다. 사춘기의 청소년은 자기가 원하는 것을 구체화할 수 있는 능력이 있고 마음대로 안 될 때 말이나 행동으로 표현할 능력도 있습니다. 말로 표현해 보고 그래도 안 되면 반항하고 가출을 하는 등 자기 불만을 적극적으로 표현합니다.

그에 반해 유아 사춘기의 아이는 그럴 능력이 없습니다. 자신이 무엇을 원하는가를 구체화할 능력이 없으며 또한 말로 표현할 능력도, 행동으로 표현하는 능력도 없습니다. 청소년기에 오는 사춘기가 능동적으로 관심과 사랑을 요구하는 때라면, 유아기 때 오는 사춘기는 '사랑과 관심을 주면 받고 안 주면 어쩔 수 없는' 너무나 수동적인 상태입니다.

이 유아 사춘기 때 주위의 사랑을 충분히 받지 못하면 뇌는 외로움과 공포를 견디기 위해 에너지를 지나치게 소모하여 방광과의 대화 채널을 완성할 에너지가 부족해집니다.

◎ 동생이 태어나는 시기입니다.

요즘은 아이가 하나인 가정이 점차 늘고 있지만 두 자녀인 경우에 보통 한 살~세 살 터울입니다. 키울 때 한꺼번에 키우기 위해 혹은 엄마 나이가 너무 많아 출산이 부담되기 전에 낳다 보니 그럴 것입니다. 두 이유 모두 키우는 부모를 위한 고려이지 큰 아이를 위한 고려는 아닙니다.

야뇨증 아이는 첫째인 경우가 많습니다. 이것은 아이의 야뇨증에 동생의 출생이 많은 영향을 끼쳤다는 의미입니다. 동생이 태어난 후 첫째의 갑갑함을 상상해 보겠습니다. 첫째는 동생이 태어나기 전의 시절이 그립습니다. 전에는 무엇이든지 자기중심으로 돌아가던 세상이었습니다. 그러나 동생이 생긴 후부터 상황이 뭔가 이상하게 변한 것을 느낍니다. 배고프다 해도 동생 목욕에 미뤄지고 엄마에게 놀자고 해도 동생이 분유 먹은 후에야 가능합니다. 혹 투정이라도 부려 이런 상황을 바꿔 보려 하지만 그 대가는 혼나는 것으로 돌아와 더 가혹합니다. 세상이 너무나 살기 좋던 천당에서 지옥으로 바뀌는 순간입니다. 하늘이 무너져 내리는 충격입니다.

둘째와의 나이 차이가 네 살 이상이라면 체격이나 지적능력으로 볼 때 현격하게 차이가 나므로 둘째가 첫째를 이겨보겠다는 욕심을 덜 가집니다. 그러나 두세 살은 체격이나 학습 수준에 있어 둘째가 첫째를 따라 잡을 수 있다는 욕심을 낼 만한 차이입니다. 자기를 이기려는 둘째에 첫째는 늘 시달립니다. 싸우기라도 하면 동생에게 양보를 강요당합니다. 마음이 항상 편치 않고 불안합니다. 그 불안이 유아기 때 마무리해야 할 뇌와 방광의 대화 채널의 완성을 방해합니다.

• 유아기의 공포

동물의 생존에 가장 큰 영향을 주는 감정은 공포입니다. 생명을 위협하는 대상에 공포를 잘 느껴야 생존을 유지할 수 있기 때문입니다. 유아기 때 느끼는 공포는 뇌와 방광의 대화 채널 완성이 미숙한 질환인 야뇨증에 결정적인 원인을 제공합니다.

유아가 느끼는 공포는 대부분 엄마와의 애착이 불완전하게 형성된 결과일 수 있으므로, 애착이 어떻게 이루어지는가를 알아야 유아기의 공포를 이해할 수 있습니다.

모든 동물은 자신 이외의 다른 동물과 가까이 지내면서 그 관계를 계속 유지하려 하는데, 그런 행동이 사랑하는 대상을 향할 때를 애착이라고 합니다. 애착을 표현하는 동물은 포유류와 조류이며 대표적 관계는 어미와 자식 사이로, 둘의 애착 관계는 상당하지만 반대로 낯선 대상에 대해서는 극도의 경계심과 두려움을 가집니다. 포유류인 사람도 예외가 아니어서 아기는 생후 6개월쯤 되면 엄마 뿐 아니라 다른 특정 대상에게도 애착을 가질 수 있게 됩니다.

애착의 표현은 일방적이지 않고 상호적입니다. 아기는 울거나 웃거나 쳐다보거나 따라하거나 옹알거림 등으로, 엄마는 젖을 먹이고 안아 주고 쓰다듬고 노래 불러 주고 말해 주는 것 등으로 애착을 표현합니다. 이런 과정에서 엄마와 아기는 서로 깊은 유대감을 느끼게 되어 아이의 성격 형성에 긍정적인 효과를 나타냅니다. 반대로 엄마가 애착의 표현에 미숙하거나 이기적이거나 냉정한 경우에는 아이와의 애착이 제대로 형성되지 않으며 아이의 성격 형성에도 좋지 않은 영향을 끼칩니다.

유아기의 불안(공포)에는 낯선 사람에 대한 불안과 엄마(대리모)가 곁에 없을 때 느끼는 불안이 있습니다.

◎ 낯선 사람에 대한 불안

낯선 사람에 대한 불안은 흔히 '낯가림'이라고도 하는데 대략 8개월경에 생겨 12개월 전후하여 절정에 이르고 그 후에는 차차 없어집니다. 이러한 현상은 유아가 생후 6개월경 애착을 경험하기 시작한 후에 선택적으로 애착을 형성하는 능력이 발달하면서 나타난 결과입니다. 이 시기에 낯선 사람을 보면 한동안 쳐다보다가 울기 시작합니다. 낯선 사람이 없어지면 울음을 멈추고 잘 놀지만 낯선 사람이 다시 나타나면 울기를 반복합니다. 또한 낯선 사람 뿐 아니라 엄마와 다른 방식으로 자신을 안으려 하는 것도 유아를 불안하게 하는 원인이 됩니다.

이 시기는 뇌가 외부 세계를 파악하기 위해 모든 감각을 다 동원하는 시기입니다. 그러므로 이 시기에 사소한 외부의 변화에도 예민하게 반응을 하는 것이며 그 대상이 낯선 사람인 경우가 '낯가림'입니다.

◎ 격리 불안

유아는 애착의 주된 대상인 엄마(대리모)와 함께 있다가 떨어져 있으면 불안해하면서 웁니다. 이러한 엄마와의 격리 불안은 낯가림이 사라지기 시작하는 12개월 이후부터 나타나며 20개월쯤에 절정에 이릅니다.

유아에게 있어서 엄마는 최초로 애착 관계를 맺는 대상으로서 유아의 발달에 절대적인 의미를 가지고 있습니다. 그런 의미를 가진 엄마가 유아에게 적절하고 일관되게 아이의 욕구를 충족시켜 주면 아이는 신뢰감과 안정감을 가지게 됩니다.

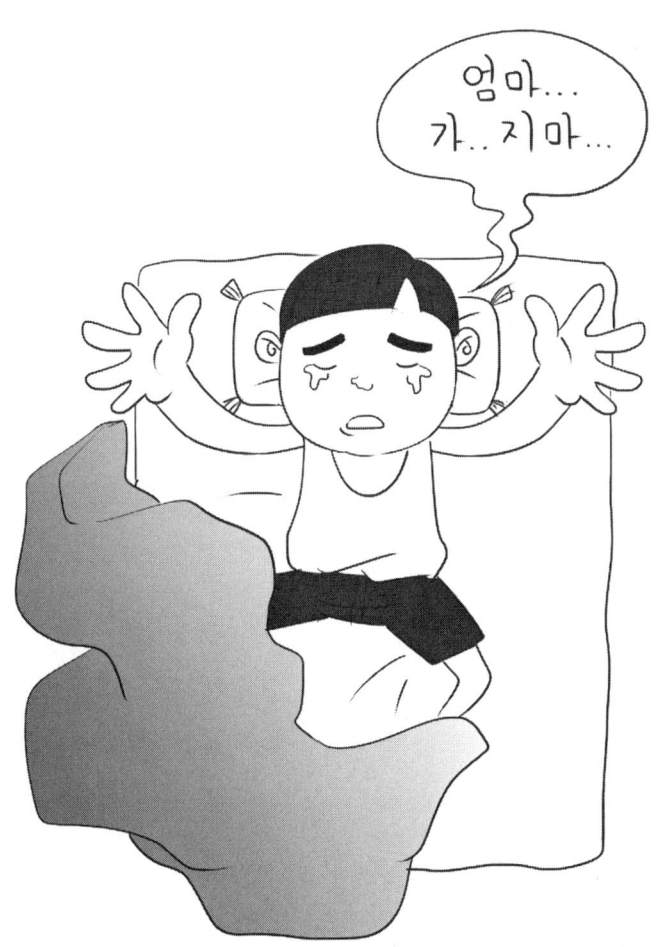

이 시기는 뇌가 외부 주위 환경의 파악을 대략 마치고 내부 조직과의 대화 채널을 완성하는 시기입니다. 이런 중요한 시기에 아이의 애착의 대상인 엄마가 곁에 있으면서 아이에게 안정감을 지속적으로 느끼게 해 준다면 뇌와 내장의 대화 채널이 순조롭게 완성될 것입니다. 그러나 대소변이 기저귀에 가득 차서 엉덩이가 가렵고 따가운데도 제 때 씻어 주지 않거나 배고픈데도 먹을 것을 안 준다면 아이는 애착의 대상인 엄마에게 느껴야 할 기본적인 신뢰감을 못 느끼게 됩니다. 따라서 안정감도 못 느끼게 되고 그 결과 뇌와 내장의 대화 채널 형성에도 좋지 않은 영향을 받게 됩니다. 이 때 여러 내장 중 방광과의 대화 채널 완성이 잘 안 된 경우가 야뇨증입니다.

- **노이로제(신경증)**

노이로제라는 말이 있습니다. Neurose의 독일 발음입니다. 영어로는 Neurosis, 우리말로는 신경증입니다. 쉽게 말해 정신적으로 신경 쓴 것이 원인이 되어 육체적 증상으로 나타나는 것을 신경증이라 합니다. 음식에는 문제가 없는데 어려운 사람과 먹으면 체하는 신경성 위염, 잠자리만 바뀌면 잘 보던 대변에 이상을 느끼는 과민성 대장 증후군, 며칠간의 스트레스로 소변볼 때 아프고 시원치 않은 방광염에 걸리는 것도 다 신경증의 일종입니다. 그런 관점에서 본다면 정신적인 불안이 원인이 되어 밤에 소변을 가리지 못하는 야뇨증도 신경증에 해당된다고 할 수 있겠습니다.

모든 노이로제는 성숙, 특히 정신적 성숙을 억압합니다. 유아기에서 아동기로 넘어가는 3세경에는 정신적으로 성숙하면서 '대, 소변

가리기'와 같은 청결 발달이 완성됩니다. 그러나 예민한 성격과 불안을 유발하는 환경 등에 의해 아이가 심리적으로 억압을 받으면 정신적 성숙이 제약을 받게 됩니다. 그 결과 2세 정도의 유아기 단계에 머물러 있게 되는 '고착'이나 아동기로 완전히 넘어가지 못하고 유아기 단계로 되돌아가는 '퇴행'이 일어나게 됩니다.

야뇨증은 어린 동생의 출생과 더불어 나타나는 빈도가 높은데 이는 동생같이 어린 유아로 돌아가고자 하는 아이의 퇴행 욕구 때문이라고 해석합니다. 동생에 대한 질투, 적개심 그리고 부모의 주의를 끌려는 무의식적인 불안이 정신적 성숙을 퇴행시켜 야뇨증으로 나타납니다. 어떤 학자는 부모에 대한 적개심을 야뇨증으로 표현한다고 해석하기도 합니다.

나이에 따른 노이로제의 표현은 다음과 같습니다.

◎ **아동 전기**(3~5세)

- 야뇨증

- 주뇨증

낮에 깨어 있는 동안에 소변을 가리지 못하는 증상입니다. 야뇨증보다 드물게 나타나지만 야뇨증보다 더 심한 노이로제 증상입니다.

- 유분증

대변을 가리지 못하는 증상입니다. 아이가 엄마의 사랑을 얻고 싶다는 강한 의도로 자기의 배설물인 똥을 선물로 주는 것입니다. 이 때문에 엄마에게 야단을 맞아도 아이는 이것을 사랑의 표현으로 받아들입니다.

- 말더듬이
- 기관지 천식

유뇨증과 유분증 증세가 있는 아이가 자신을 적극적으로 표현하고 반응하는 데 비해서, 말더듬이와 기관지 천식 증세가 있는 아이는 대부분 폐쇄적이고 소극적으로 표현합니다.

- 과대 공포증
- 수면 이상

악몽으로 인한 야제증(젖먹이 어린애가 밤에 자다가 갑자기 우는 증세), 야경증(원래 신경질적이거나 딴 병이 있는 어린아이가 자다가 갑자기 깨어 놀라서 소리를 지르거나 공포에 찬 표정으로 말을 하고는 2~3분 후에 조용히 잠이 드는 증세), 몽유병(수면 중에 발작적으로 일어나서 일상적인 행동을 하다가 다시 잠들곤 하는 병적 증세) 등으로 인하여 정상적인 수면을 취하지 못합니다.

◎ 아동 후기(6~12세)

- 입학 신경증

입학한 후에 나타나는 것이 아니라 입학 전에 나타나는 신경증으로서 2차성 야뇨증, 유분증, 말더듬이 등으로 표현됩니다.

- 학교 공포증

학교에 가는 것을 대단히 싫어하는 반응으로, 엄마와 떨어져 있는 것을 극복하지 못하기 때문에 나타나는 증상입니다.

- 우울증

이 시기에 나타나는 우울한 기분은 정상적인 것으로 욕구불만이 원인이며 지속 기간이 짧고 증상의 정도가 가볍습니다. 욕구불만은

낙심과 슬픔 때문에 생기는 경우가 많으며, 경제 사정이 어려운 가정이나 부모가 항상 야단만 치는 가정에서 성장한 아이에게서 주로 나타납니다.

- 강박 신경증

이 시기의 강박 신경증은 보통 10세경에 나타납니다. 아이는 스스로 병이 들었다고 느끼고 아파하는데 병원에서도 그 이유를 알 수 없습니다. 강박 신경증은 부모가 아이를 어려서부터 너무 엄격하게 키운 것이 원인이 되는 경우가 많습니다.

- 신경증적 습관

'습관장애'라고도 하는데 심리적 갈등을 일정한 신체적 움직임에 몰두함으로써 긴장을 해소하는 것으로 '틱' 혹은 뚜렛증후군이라 합니다. 예컨대 안면근육 씰룩거리기, 머리카락 손가락으로 감아 돌리기, 손가락 빨기, 손톱 깨물기, 콧구멍 쑤시기, 쿵쿵거리기, 귀 후비기 등으로 나타납니다.〈"아동심리학", 김경희, 박영사〉

야뇨증 인정 5단계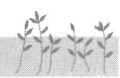

모든 소아 질환의 특징이지만 야뇨증도 부모가 아이의 야뇨증을 인정해야 비로소 치료가 시작됩니다. 야뇨증 부모님과 상담하면서 안타깝게 느끼는 것은 부모가 아이의 야뇨증을 인정하는 데 시간이 너무 많이 걸린다는 것입니다. 어떤 질환이든지 아이가 아프다는 것을 인정하는가 인정하지 않는가는 매우 중요합니다. 아이를 대하는 부모의 태도에 큰 차이가 생기기 때문입니다.

아이가 감기로 열이 많이 나서 아픈데도 아픈 것을 인정하지 않고 학교에 억지로 보내는 부모는 많지 않습니다. 감기가 더 심해지고 오래가서 결국 아이나 부모 모두 힘들 것을 알기 때문입니다. 마찬가지로 부모가 야뇨증을 질환으로 인정하느냐 안하느냐에 따라 결과는 많이 다릅니다. '크면 낫겠지', '설마 우리 아이가?' 하면서 야뇨증 아이에게 필요한 지도와 관리, 치료를 미루는 동안 엄마는 이불 빨래하느라 힘들고 아이는 가슴속 깊이 눈에 보이지 않는 상처를 받아 힘듭니다.

죽음에 직면한 사람들의 심리적 상태를 연구한 엘리자베스 퀴블러 로스(Elisabeth Kübler Ross)는 그의 저서 「On Death and Dying(죽음과 죽어감)」에서 임종기의 환자가 거치게 되는 심리적 상태를 부정(Disapproval), 분노(Anger), 타협(Bargaining), 우울(Depression), 수용(Acceptance)의 다섯 단계로 구분했습니다. 야뇨증 아이를 둔 엄마의 심리도 퀴블러 로스가 구분한 심리 단계를 밟는 것을 자주 느낍니다.

부모가 아이의 야뇨증을 인정하는 시간을 단축하여 아이가 심리적 상처를 덜 받게 하는 데 도움이 되고자 하는 마음에서, 퀴블러 로스의 '임종기 환자가 거치게 되는 심리적 상태 변화의 다섯 단계'를 임종기는 야뇨증으로, 환자는 부모로 바꿔 소개합니다.

1단계, 부정의 단계입니다.
"아니야, 우리 아이가 절대 야뇨증일 수 없어. 크면 나을 거야."

2단계, 분노의 단계입니다.
"내가 이 아이를 얼마나 애지중지 키웠는데 이런 증상이 생겨? 내가 뭘 잘못했다고!"

3단계, 타협의 단계입니다.

고쳐 줘야겠다는 일념으로 인터넷을 검색하여 원인과 치료 방법을 알아봅니다. 생활에서 주의할 점을 찾아 생활에 적용합니다. 아이가 소변을 실수해도 혼내지 않기, 밤에 먹이지 않기, 잘 때 소변 누이고 재우기, 깨워 누이기 등등. 비뇨기과를 찾아가서 여러 가지 검사를 해 봅니다. 신장, 방광에 큰 이상은 없다는 의사의 말에 안심을 하고 권하는 양약을 먹입니다. 큰 차도가 없습니다. 한의원을 찾아가서 침도 맞아 보고 약도 먹여 봅니다. 민간요법으로 은행도 먹여 봅니다. 역시 별 효과가 없습니다. 육체적으로 이상이 없다면 정신적인 문제라 생각하고 소아정신과에 가서 상담을 받아 봅니다. 온 가족이 모두 설문 조사를 받습니다. 부모 모두가 심리적으로 문제가 있고 특히 아이가 발달 심리적으로 이상이 있다는 결과가 나옵니다. '아하! 그렇구나. 아이가 그때 마음의 상처를 받았구나. 잘 해 줘야지.' 다짐하며 아이의 기분을 맞춰 줍니다. 싫어하는 학원은 다 끊고 공부하라는 잔소리도 안합니다. 놀이 치료가 진행됩니다. 몇 개월 후 아이는 성격이 밝아진 것 같은데도 야뇨증은 여전합니다. 의사는 조금 더 기다려 보라고 합니다. 여러 가지 치료에 회의를 느끼기 시작합니다.

4단계, 우울의 단계입니다.

'해볼 수 있는 건 다 해본 것 같은데. 이번에는 낫겠지.' 하는 기대와 실망의 반복 속에서 아이도 부모도 점점 지쳐갑니다. 어른이 되어도 낫지 않으면 이 아이는 장래에 어떻게 되는 것인가? 캠프는, 대학 MT

는, 군대는, 유학은, 결혼은, 직장 생활은? 극도의 좌절감을 느낍니다. 부모로서 아이의 이 정도 증상도 낫게 해 주지 못하는 것에 죄책감을 느낍니다. 첨단 의료의 허상에 화가 납니다.

5단계, 수용의 단계입니다.

"평생 장애 아이를 키우는 부모도 있는데, 다 감수하고 아이의 상태를 있는 그대로 받아들이십시오. 그것이 치료의 시작입니다."라며 진료실에서 위로를 받습니다. 그동안의 마음 고생이 주마등처럼 스쳐 갑니다. 아이도 안됐고 본인도 불쌍하고, 저도 모르게 눈물이 흐릅니다. 마음을 비우니 그동안 속으로는 짜증나면서도 겉으로는 안 그런 척 했던 불편한 마음도 편안해집니다. 갑자기 도사가 된 듯한 마음입니다. 아이와 관계가 좋아집니다. 그러다 어느 날 실수를 안 하는 날이 생깁니다. "우연이겠지. 예전에도 가끔은 그랬으니까. 큰 기대는 말자." 실수를 안 하는 날이 늘어갑니다. "어? 이거 봐라." 실수를 안 하는 날이 드문드문 있었는데 이제는 연속으로 안 싸는 경우가 있습니다. 아이도 부모도 '계속 이러면 나을 수 있겠구나.'라는 생각이 듭니다. 재미도 있고 자신감도 생깁니다.

야뇨증의 유병률과 성인 야뇨증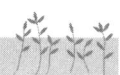

야뇨증의 유병률은 5세에 15%의 빈도를 보이고 나이가 많아짐에 따라 점차 빈도가 줄다가 12세가 되면 1~2%로 감소합니다. 남자아이가 여자아이보다 발생 빈도가 높으며, 우리나라의 경우 5~12세 남자아이의 16%, 여자아이의 10%가 일 년에 한 번 이상 야뇨증을 겪는다고 보고됩니다.

　야뇨증에 대한 고민으로 전화로만 상담하거나 내원하는 성인들이 심심치 않게 있습니다. 15세를 기준으로 소아 야뇨증과 성인 야뇨증으로 나눕니다. 통계에 의하면 우리나라 성인의 약 1.5~5%가 1년에 한 번 이상 밤에 실수를 한다고 합니다.〈대한야뇨증학회 2005년 조사〉 12세 때 1~2%의 소아 야뇨증 환자가 15세 이상이 되어서도 낫지 않고 고생하는 빈도가 많게는 5%라는 의미입니다. 2009년 우리나라 15세 이상 인구가 4천만 명을 넘어섰습니다. 4천만 명의 1.5%는 60만 명, 5%이면 200만 명, 약 60~200만 명이 성인 야뇨증이라는 계산이 나옵니다. 적지 않은 숫자입니다.

　성인 야뇨증의 대부분은 소아 야뇨증을 적절하게 관리하고 치료하지 못해 청소년기를 거쳐 성인이 되어서도 증상이 이어지는 경우입니다. 간혹 소아 야뇨증의 경험은 없었지만 출산 후 육체적으로 많이 힘들 때나 이런저런 마음고생으로 심리적으로 많이 힘들 때 야뇨증이 나타나는 성인도 있습니다. 성인 야뇨증은 소아 야뇨증 때에 비해 실수하는 빈도는 많이 줄어듭니다. 그러나 다 나은 줄 알고 있다가 이런저런 이유로 잠이 부족하거나 스트레스가 많은 때에 느닷없이 실수를 하게 되어 많이 당황하게 됩니다.

　소아나 성인 모두 야뇨증을 유발하는 원인은 육체적 피로, 정신적 스트레스, 밤참으로 동일합니다. 성인 야뇨증에서는 밤참의 범주에 소아 야뇨증에 없는 과음이 추가됩니다.

　소아 야뇨증과 성인 야뇨증의 주된 차이는 '스트레스의 제공자가 누구인가'에 있습니다. 소아 야뇨증의 경우 스트레스의 내용이 가족 구성원과의 갈등인 경우가 많습니다. 직장에 다니는 엄마와 떨어져 있으면서 느끼는 격리 불안, 형제끼리의 갈등, 무서운 아빠 엄마 등 서로 의지하고 사랑을 줘야 하는 가족이 본의 아니게 스트레스의 제공자입니다.

반면 성인 야뇨증의 경우, 주된 스트레스는 '야뇨증이 안 나으면 어쩌나?'라는 스스로 만든 야뇨증의 예후에 대한 걱정입니다. 사랑하는 사람과 결혼해야 하는데 남편 될 사람이 알면 어쩌나, 입대해야 하는데 동료나 상급자가 알면 어쩌나. 해외봉사 가야 하는데, 기숙사에 들어가야 하는데 등등. 상의할 대상도 없고 대상이 있다 하여도 해결해 주지 못하는 질환입니다. 미칠 노릇입니다. 스트레스의 제공자가 본인 자신입니다. 밤에 안 먹었다고 실수를 안 하는 것도 아니고 피곤했다고 꼭 실수하는 것도 아니고 어떻게 해야 할지를 도대체 가늠할 수 없습니다.

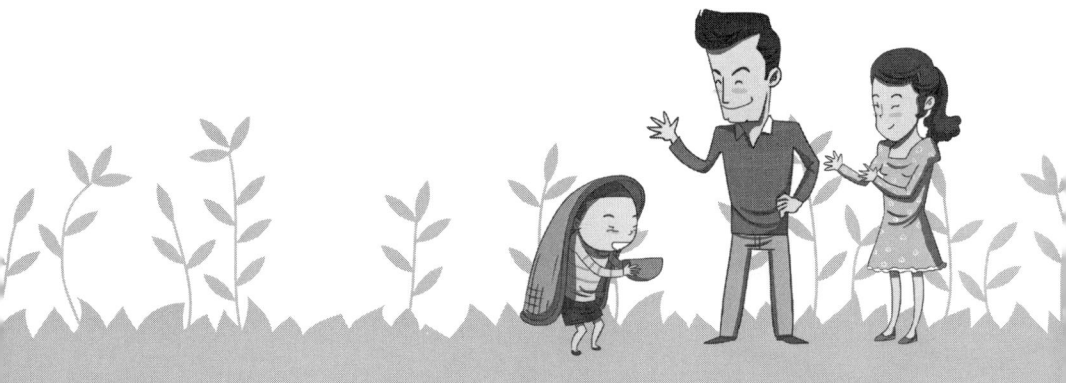

PART 03

뇌과학과
방광생리학으로 본
야뇨증

배뇨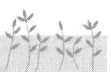

신장에서 수분을 재흡수하고 남은 찌꺼기는 소변의 형태로 요관을 거쳐 방광에 모입니다. 소변이 방광에 모이는 양이 많아지면 방광의 압력이 점점 올라가고 압력이 어느 정도 이상이 되면 방광 벽의 지각신경을 자극하여 그 흥분이 대뇌피질로 전해져서 요의를 일으킵니다. 그러면 대뇌피질은 반사적으로 억제하고 있던 배뇨를 의식적으로 해제하고 부교감신경이 작용하여 방광이 수축되며 요도괄약근의 긴장이 없어져 소변이 요도를 거쳐 몸 밖으로 나갑니다. 이와 같이 방광 내의 소변이 신경과 근육의 활동으로 몸 밖으로 나오는 것을 배뇨라 합니다.

우리 몸의 신경계

우리 몸의 신경계를 크게 중추신경계와 말초신경계로 나눕니다. 중추신경계는 뇌와 척수, 말초신경계는 체성신경계(Somatic nervous system)와 자율신경계(Autonomic nervous system)의 두 체계로 나누어집니다.

우리 몸의 신경계를 나무에 비유한다면, 중추신경계인 뇌는 뿌리, 척수는 줄기이며 뇌와 척수에서 뻗어 나온 체성신경계와 자율신경계는 말초신경계로서 나뭇가지라 할 수 있습니다. 나무의 영양분은 뿌리에서 흡수되어 줄기를 거쳐 가지로 보내집니다. 사람도 음식을 섭취하면 제일 좋은 영양은 뇌로 먼저 가고 척수를 거쳐 온 몸에 퍼집니다. 여기서 온 몸이란 피부와 근육을 지배하는 체성신경계와 내장을 지배하는 자율신경계 모두를 말합니다.

• **중추신경과 말초신경**

중추신경은 말 그대로 우리 몸에서 숨 쉬고 먹고 말하고 생각하고 배설하는 등의 모든 중추적인 기능을 수행합니다. 중추신경인 뇌와 척수는 매우 중요한 곳이기에 보호하는 장치도 이중삼중으로 되어 있습니다. 뇌는 두개골 안에, 척수는 척추뼈 안에 안전하게 들어 있으며 그것도 모자라 혹시 딱딱한 뼈에 부딪혀 상할까 봐 완충 역할을 하는 뇌척수액이 뇌와 척수를 둘러싸고 있습니다.

뇌와 척수에서 뻗어 나온 모든 신경 가지를 말초신경이라 합니다. 말초신경은 끝 말(末)자와 나무끝 초(梢) 자에서 보듯이 둥치에서 뻗어 나온 가지로, 몸통, 팔, 다리, 내장 등에 퍼져 있으면서 감각을 느끼고 몸을 움직이고 내장을 통해 생명 활동을 유지하는 기능을 합니다.

• **체성신경과 자율신경**

중추신경인 뇌에서 뻗어 나와 눈, 혀, 귀 등의 얼굴 조직에 분포되어 있는 12쌍의 말초신경을 뇌신경이라 합니다. 또 다른 중추신경인 척수에서 뻗어 나와 몸통을 거쳐 팔과 다리에 분포되어 있는 31쌍의 신경을 척수신경이라 합니다. 뇌신경 12쌍과 척수신경 31쌍을 합쳐 체성신경이라 하며 주로 우리 의지대로 움직일 수 있는 근육인 수의근(隨意筋)을 지배합니다.

소화, 흡수, 심장박동, 호흡, 배설 등의 기능을 하는 내장의 운동을 우리 의지대로 조정할 수 있다면 문제가 많을 것입니다. 살기 싫다고 심장을 자기 의지대로 멈춘다고 생각해 보십시오. 내장의 움직임은 우리의 의지와 관계없이 작동해야 합니다. 우리의 의지 즉 대뇌의 명령과 관계없이 자율적으로 움직이는 신경을 자율신경이라 합니다. 자율신경은 우리의 의지대로 움직일 수 없는 내장의 근육인 불수의근(不隨意筋)을 지배합니다. 교감신경과 부교감신경을 자율신경이라 합니다.

배뇨와 관계된 근육

소변을 보거나 참도록 하는 것은 근본적으로는 신경의 역할이지만, 실질적인 역할은 수축과 이완을 주된 기능으로 하는 근육이 담당합니다.

우리 몸의 근육은 가로무늬가 있으냐 없느냐에 따라 무늬가 있는 횡문근(striated muscle)과 없는 평활근(smooth muscle)으로, 우리 의지대로 움직일 수 있느냐 없느냐에 따라 움직일 수 있는 수의근(隨意筋)과 움직일 수 없는 불수의근(不隨意筋)으로 나눕니다. 골격근인 횡문근은 수의근으로 체성신경의 지배를 받으며, 내장의 근육인 평활근은 불수의근으로 자율신경의 지배를 받습니다. 단, 예외가 있으니 내장근인 심장 근육은 횡문근이면서 불수의근으로 자율신경의 지배를 받습니다.

- **자율신경이 지배하는 근육**

◎ 방광(근)

방광은 평활근(불수의근, 천천히 자율적으로 수축)으로 구성되어 있으며 자율신경의 지배를 받고 있습니다. 이 평활근의 수축은 자율신경 중 부교감신경인 골반신경에 의하여 이루어지며, 교감신경은 평활근의 수축에는 관여하지 않습니다.

　방광과 요관은 자율신경의 명령으로 서로 힘을 합해 소변을 모아 둡니다. 방광은 그 자체가 늘었다 줄었다 하는 신축이 자유로운 풍선 같습니다. 저수지인 방광에 소변이 모이면 압력이 높아지고 그 상태가 자율신경을 통해 뇌에 전달되어 '소변이 마렵다'고 느끼게 합니다.

◎ 내요도괄약근

　방광에 모인 소변을 몸 밖으로 내보내는 관을 요도라 합니다. 요도를 감싸고 있는 요도괄약근은 오무렸다 폈다 하면서 소변이 몸 밖으로 나오는 출구의 뚜껑 역할을 합니다. 방광 내에 있는 요도를 감싸고 있는 내요도괄약근과 방광 밖에 있는 요도를 감싸고 있는 외요도괄약근이 있습니다. 내요도괄약근은 자율신경에 의해 움직이기 때문

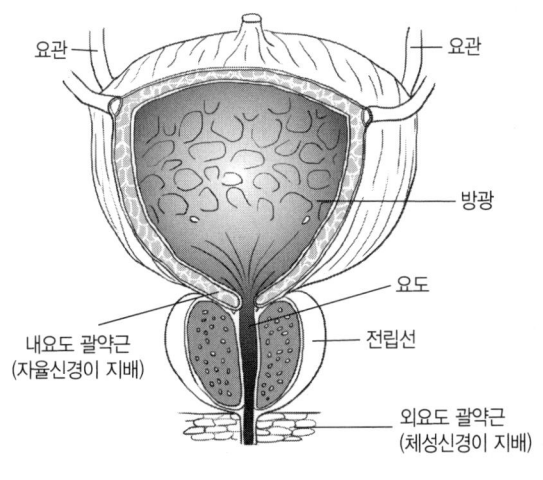

▲ 방광의 구조

에 우리가 의도적으로 움직일 수 없습니다.

- **체성신경이 지배하는 근육**

◎ 외요도괄약근

외요도괄약근은 체성신경인 음부신경에 의해 우리의 의지대로 움직이는 것이 가능합니다. 이 외요도괄약근을 의식적으로 계속 조이면 금방이라도 나올 것 같은 소변을 어느 정도는 참을 수 있습니다.

◎ 골반저근군

골반은 영어로 Pelvis이고 '세숫대야'가 어원입니다. 골반이 내장을 담고 있는 모습이 세숫대야 같다는 뜻입니다. 약 7개의 근육들이 모인 골반저근군은 이 세숫대야의 바닥면을 구성하면서 골반 안의 내용물인 소변, 대변, 태아를 몸 밖으로 배출하거나 보유하려할 때 도움을 줍니다. 소변이나 대변을 보거나 참는 데에 도움을 주며, 출산을 앞둔 임신부들이 하는 케겔운동이 바로 골반저근 운동입니다.

유아기, 연령에 따른 배뇨의 발달

유아기의 배뇨의 발달은 뇌의 발달 정도와 밀접한 관련이 있습니다.

- **생후 1년경**

뇌가 아직 발달하지 않아 척수가 지배하는 배뇨 반사 기전만 작동하여 방광에 소변이 차면 요의도 못 느끼고 바로 배뇨합니다.

- 1년 6개월경

뇌가 어느 정도 발달하여 방광에 소변이 찼다는 충만감과 요의를 느끼게 됩니다. 그러나 아직은 뇌가 체성신경을 작동시켜 외요도괄약근을 수축하여 소변을 참게 하는 능력은 덜 발달하여, 낮에도 기저귀를 차야 합니다.

- 2세경

낮에 소변을 가리기 시작합니다. 뇌가 체성신경을 작동시켜 외요도괄약근을 수축시킬 정도로 발달하여, 요의를 느끼면 바로 누지 않고 부모에게 요의를 알리고 화장실에 가서 소변을 볼 정도의 여유를 가집니다.

그러나 자율신경계는 아직 완성이 안 되어, 밤에는 소변을 참지 못하고 실수합니다. 그러므로 이때까지는 밤에 잘 때 기저귀를 차야 합니다.

- 3세경

뇌의 발달이 더욱 진행되어 뇌와 방광과의 대화 채널인 자율신경계가 완성되기 때문에 야뇨증이 대부분 없어지게 됩니다.

야뇨증과 뇌

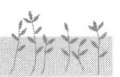

야뇨증에 관련된 오해 중 대표적인 것은 야뇨증이 신장 기능의 일부에 문제가 있어 발생한다고 생각하는 것입니다. 이에는 의사들의

책임이 큽니다. 양방 병원에 가면 당연히 신장과 관련된 검사를 합니다. 신장 초음파, 소변 검사, 엑스레이, 혈액 검사, 근전도 등등. 한의사도 마찬가지입니다. 진맥 후 신장맥이 약하다 진단합니다. 이와 같이 양, 한방의 의사들이 모두 신장을 거론하므로 환자는 당연히 야뇨증을 신장의 문제로 인식하게 됩니다. 그러나 신장의 역할은 혈액 중의 수분을 재흡수하고 남은 찌꺼기로 소변을 만드는 것일 뿐, 소변을 제 때에 보는 것에는 관여하지 않습니다.

소변을 참거나 보게 하는 기능은 우리가 의식하든 못 하든 전적으로 뇌의 역할입니다. 인체의 모든 기능을 총괄하는 뇌는 소변이라고 예외를 두지 않습니다. 밤에 소변이 방광에 어느 정도 차면 방광은 뇌에 소변이 찼다고 보고합니다. 뇌는 조금 더 참아 보라고 방광에게 지시합니다. 방광에 소변이 조금 더 차면 방광은 더 이상 못 참겠다고 다시 뇌에게 보고합니다. 뇌는 알았다고 하며 잠에서 깹니다. 이상이 밤에 일어나는 뇌와 방광의 정상적인 대화 내용입니다.

깨어 있는 낮에 소변을 실수하지 않는다면 방광의 문제는 없다고 볼 수 있습니다. 방광이 낮에는 뇌에 보고를 잘 하다가 밤만 되면 게을러져 보고를 안 할 이유가 없기 때문입니다. 잠에 취하는 것도 뇌요 깨는 것도 뇌입니다. 야뇨증은 뇌와 방광의 대화 채널이 아직 완성되지 않아서 뇌가 상황에 따라 소변을 참거나 잠에서 깨는 적절한 대응을 못하는 질환입니다.

뇌의 구조와 기능

뇌의 무게는 전체 몸무게의 2% 정도밖에 안 되지만 뇌가 사용하는 혈액량은 그 열 배인 전체의 20%로서 크기에 비해 하는 일이 많은 매우 중요한 조직입니다.

해부학적인 관점에서 사람의 뇌 조직은 뇌간, 대뇌변연계, 대뇌피질의 3층으로 구성되어 있습니다. '신경 작용 두단(頭端) 이동의 법칙'이라고 있습니다. 단(端)은 끝을 의미하며, 동물의 기능상의 최고 중추는 진화 정도에 따라 점차 두단, 즉 뇌의 끝으로 이동한다는 이론입니다.

예를 들면, 파충류의 머리 제일 끝의 조직은 뇌간입니다. 파충류보다 좀 더 진화한 포유류는 뇌간 위에 대뇌변연계라는 조직이 생겼습니다. 최고 수준으로 진화하여 만물의 영장이라 불리는 인간은 대뇌변연계 위에 대뇌피질이라는 조직이 더 생겼습니다.

뇌의 가장 말단 부위에 위치한 조직이 해당 동물의 최고 중추적인 기능을 수행합니다. 그러므로 뇌간, 대뇌변연계, 대뇌피질 각각의 기

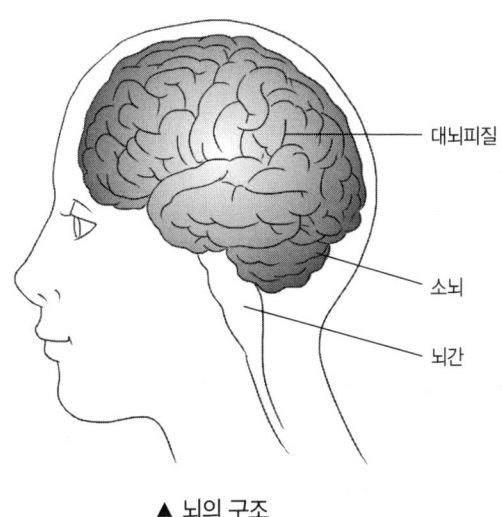

▲ 뇌의 구조

능을 자세히 알려면 그 조직을 두단으로 하는 동물의 생활 방식을 참고하면 됩니다.

• 뇌간 – 파충류의 뇌, 생명의 뇌

파충류는 알을 낳기만 할 뿐 새끼를 기르는 데에는 무관심합니다. 거북은 바닷가 모래 구덩이에 알을 낳지만 다른 동물이 자기가 낳은 알을 먹든 말든 관심 없이 바다로 가버립니다. 파충류 중 특이하게 새끼를 돌보는 악어도 포유류처럼 새끼를 따스하게 품어 주고 젖을 먹여 주지는 않습니다. 갓 태어난 악어는 태어나자마자 스스로 사냥해야 합니다.

뇌간은 척추 속의 신경인 척수가 윗부분으로 팽창하면서 형성되었습니다. 뇌간은 호흡, 심장 박동, 소화, 혈압 조절 등과 같은 생명 유지를 위한 생리적 자율 기능을 수행합니다. 또한 시시각각 변하는 우리 몸의 수분·산소·이산화탄소의 양, 산·염기의 농도 등의 변화를 감지하고 항상성을 유지하는 기능을 합니다. 뇌간은 이처럼 인간의 삶과 직결된 기능을 하지만 감정이나 사고 같은 고등적인 기능과는 전혀 관계가 없습니다.

이와 같은 이유로 뇌간을 '파충류의 뇌' 또는 '생명의 뇌'라고 부릅니다.

• 대뇌변연계 – 포유류의 뇌, 감정의 뇌

자기가 낳은 자식을 따스하게 품고 먹이를 주고 다른 동물들로부터 보호해 준다는 점에서 부모의 자식사랑은 포유류에서 시작되었다

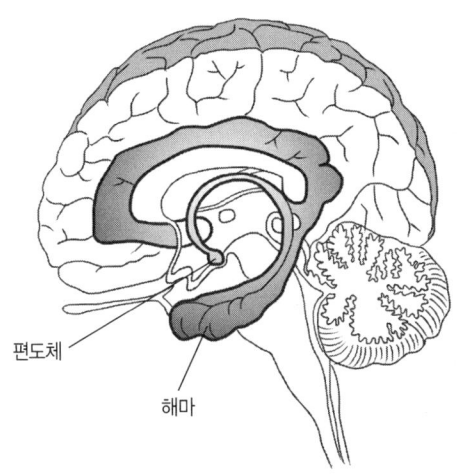

▲ 대뇌변연계 (중간에 진한 부분)

고 볼 수 있습니다. 자식과 부모의 깊은 정서적 교감은 대뇌변연계에서 이루어지며 이를 '대뇌변연계 공명'이라고 합니다.〈"춤추는 뇌", 김종성, 사이언스북스〉

강아지가 주인에게 꼬리를 치면서 애정을 표현하는 것과 낯선 사람을 향해 으르렁거리며 짖는 것도 이 대뇌변연계가 발달되어 있기 때문입니다. 포유동물은 대뇌변연계에 해마와 편도체가 있어서 파충류와는 달리 기억을 잘하고 감정이 풍부합니다.

이와 같은 이유로 대뇌변연계를 '포유류의 뇌' 또는 '감정의 뇌'라고 합니다.

• 대뇌피질 – 인간의 뇌, 이성의 뇌

인간도 넓은 의미에서는 포유류이므로 대뇌변연계를 통해 사랑을 표현합니다. 포유류나 인간 모두 자식을 끔찍이 사랑하지만, 포유류는 인간처럼 자식을 위해 일부러 자식을 고생시키는 고차원적인 사랑 표현은 하지 못합니다. 이는 인간의 대뇌변연계가 대뇌피질과 밀접하게 연관되어 작동하기 때문에 가능한 일입니다.

대뇌피질은 판단, 학습, 의지 등 이성적인 활동을 수행하는 가장 진화된 구조입니다. 대뇌피질은 이런 복잡하고 수준 높은 기능을 수행하기 위해서 포유류보다 대뇌의 용량을 더 키워야 했습니다. 제한된 공간에서 용량을 키우는 유일한 방법은 겨울철 난방용 라디에이타처럼 표면적을 넓히는 것이므로, 대뇌피질은 쭈글쭈글 주름이 잡혀 있습니다. 단순하고 기계적인 동물의 수준을 넘어서는 풍부한 상상력과 감정을 가지게 하는 대뇌피질 덕분에 인간은 지구상에서 가장 번창한 동물이 되었습니다.

이와 같은 이유로 대뇌피질을 '인간의 뇌' 또는 '이성의 뇌'라고 합니다.

각각의 기능을 나누어 살펴보았으나 뇌간, 대뇌변연계, 대뇌피질이 각자 독자적으로만 활동하는 것은 아닙니다. 평상시에는 의식하지 않아도 뇌간에 의해 저절로 호흡이 이루어지지만, 호흡을 참고 잠수를 해야 할 경우에는 대뇌피질이 의식적으로 뇌간의 호흡을 조절합니다. 미운 사람 떡 하나 더 주고, 사랑하기 때문에 미워하는 것 같은 상반된 감정은 대뇌변연계의 감정을 대뇌피질이 이성적으로 조절하기 때문에 생깁니다.

위와 같이 평소에는 서로 정보를 교환하면서 각자의 역할을 하다가 필요한 경우에는 최고 중추인 대뇌피질이 하위 중추인 뇌간과 대뇌변연계의 기능을 조절하기도 합니다.

파충류의 뇌 I - 망상활성계와 각성

우리는 일상 생활에서 '주의력이 없다', 혹은 '주의가 산만하다'는 말을 자주 합니다. 만약 '주의'라는 인지 기능이 정상적으로 작동하지 않는다면 행인이 지나고 있는 횡단보도를 차로 운전하여 지날 때나, 뜨거운 음식이 담긴 그릇을 옮길 때 교통사고나 화상 같은 치명적인 사고를 유발할 수 있습니다.

주위에 아무리 수많은 정보와 자극들이 있다 해도 중요한 것만 선별하여 주의를 기울일 수 있는 능력이 우리에게는 있습니다. 인간의 뇌가 한순간에 처리할 수 있는 정보의 양은 제한되어 있기 때문에 심리학에서는 주의를 뇌에서 처리하는 극히 소수의 중요한 자극만을 선택하는 정보의 선택 과정이라고 정의합니다.

주의의 가장 기본적인 유형이 '각성'입니다. 각성이란 깨어서 정신을 차리는 것입니다. 주의를 잘하느냐 못 하느냐의 여부는 각성의 수준이 높으냐 낮으냐에 달려 있습니다. 각성 상태가 아닐 때는 주위에서 오는 자극에 적절하게 반응을 못 하게 됩니다. 대개 피곤하거나 졸음이 올 때 각성 수준이 낮아지는데, 이때는 중요한 정보를 놓치거나 잘못된 결정을 내리는 등의 실수를 하게 됩니다. 각성의 수준이 높은 낮에는 요의에 주의하여 실수를 하지 않지만, 각성의 수준이 낮은 밤에는 요의에 주의하지 못하고 실수하는 증상이 야뇨증입니다.

각성에 중요한 뇌 구조가 망상활성계입니다. 외부로부터 들어오는 모든 정보는 신체의 감각 기관에서 수집되어 척수를 거쳐 뇌간에 이르고, 여기에서 모인 정보는 시상을 거쳐 일차적으로 분석된 다음, 최고 중추인 대뇌피질에 도달하게 됩니다. 그러면 최고 중추인 대뇌피질에서 최종적인 판단을 하여 필요한 명령을 다시 아래로 내려 보내 적절한 행동을 하게 합니다. 이때, 거미줄 같은 수많은 전파 섬유가 각성 전파를 계속 보내 최고 중추인 대뇌피질이 맑은 정신으로 깨어 있도록 하는데, 그물같이 생겼다 하여 망상활성계라고 합니다.

이와 같이 망상활성계는 우리 인간의 의식을 명료하게 유지해 주는 각성제 역할을 합니다. 우리가 먹는 수면제나 진정제는 망상활성계가 활성화되는 것을 억제해서 잠을 불러오거나 진정 작용을 시키지만, 각성제는 반대로 망상활성계를 자극하여 정신을 맑게 하는 각성 효과를 나타냅니다. 이 망상활성계에 질병이나 외상 등으로 손상을 입게 되면 의식의 변화가 초래되며 극단의 경우에는 혼수상태에 빠지게 됩니다. 혼수상태에 빠지면 외적 자극에 대해 반응을 못 하기 때문에 유해한 자극이 가해져도 자신을 방어하지 못합니다.

뇌가 밤에 요의를 인식하면 망상활성계가 작동하여야 자율신경이 작동하여 소변을 참고, 못 참겠으면 잠에서 깨는 적절한 대응을 하게 됩니다. 야뇨증은 이 망상활성계가 정상적으로 작동을 못하여 생기는 질환입니다.

파충류의 뇌 II – 뇌하수체 후엽과 바소프레신

타인과의 친밀한 정도에 따라 분비량이 달라지는 사회적 호르몬이 있습니다. 대표적인 것이 자식과 배우자에 대한 애착을 유발하는 바소프레신과 옥시토신으로, 모두 시상하부에서 생산되어 뇌하수체 후엽에서 분비됩니다.

부부 싸움은 칼로 물 베기라고 합니다. 부부끼리 다툰 후에도 섹스를 하고 나면 다시 사이가 좋아지고 다툰 사실을 잊어버리게 됩니다. 이는 섹스 후 뇌 속에 증가하는 바소프레신과 옥시토신 때문일 가능성이 높습니다. 여기서는 두 애착 호르몬 중 야뇨증과 관계가 깊은 바소프레신(항이뇨 호르몬)을 살펴보겠습니다.

밤에는 혈액 중에 항이뇨 호르몬 수치가 높아집니다. 낮 동안같이 3~4시간마다 한 번씩 소변을 보게 된다면 하루 밤에 최소한 두 번은 깨야 할 것입니다. 그러면 수면의 질이 나빠지게 되고, 충분히 휴식을 취하지 못해 결국 낮에 피로가 심해지겠지요. 이를 방지하기 위해 밤이 되면 뇌간의 센서는 체내 수분 양의 정상 기준을 낮보다 높게 설정해 놓습니다. 그래서 낮과 비슷하게 수분을 섭취해도 정상보다 수분 양이 부족하다고 판단하여 소변으로 빠져나가는 수분을 줄이기 위해 항이뇨 호르몬을 분비하는 것입니다.

그러면 왜 야뇨증 아이는 항이뇨 호르몬이 적게 분비되는 것일까? 위에서 애착을 유발한다고 했던 바소프레신은 신장에서 수분의 재흡수를 도와 소변을 적게 만드는 항이뇨 작용을 합니다. 바소프레신이 비정상적으로 적게 분비되는 것은 유아기 때 겪은 애정 결핍의 후유증 때문일 수 있습니다. 단순히 밤에 먹는 습관 때문에 항이뇨 호르몬 분비가 부족해지는 것은 아닙니다.

이 주장을 뒷받침해 줄 만한 연구가 2005년 미국 위스콘신 대학 심리학부에서 있었습니다. 이 연구에서는 정상 가정에서 생모에 의해 양육된 평균 나이 54.2개월 아이들 21명의 그룹과, 고아원에서 평균 16.6개월을 보낸 후에 정상 가정으로 입양된 지 평균 34.6개월 된 평균 나이 53.7개월 아이들 18명의 그룹이 실험 대상이었습니다. 정상 가정과 입양 가정 부모의 교육 수준은 비슷하게 설정하였습니다.

각 그룹에 30분 동안 컴퓨터가 지시하는 대로 게임을 하면서 귀엣말하기, 간지럽히기, 머리 쓰다듬기 등을 하게 했습니다. 애착 관계에 있는 사람끼리 하는 즐거운 신체 접촉들이죠. 같은 게임을 집이라는 편안한 환경에서 한 번은 엄마(생모 혹은 양모)와 함께, 또 한 번은 7~14일 후 낯선 도우미 아줌마와 함께 하게 하였습니다. 실험 접촉을 마친 15~20분 후 아이의 소변에서 상대에게 편안함과 친근함을 느낄 때 분비되는 바소프레신과 옥시토신의 수치를 측정하였습니다.

그 결과, 예상대로 태어날 때부터 애착이 형성되어 있는 생모와 애착을 유발하는 게임을 한 후에는 애착 호르몬인 바소프레신 수치가 상승했지만 낯선 도우미 아줌마와의 게임을 통한 일시적인 애착 관계 후의 바소프레신 수치는 두 그룹 모두 변화가 없었습니다. 하지만 34.6개월 동안 같이 생활하면서 어느 정도 애착이 형성되었을 것이라 예상한 양모와 애착 게임을 하고 난 후에도 낯선 도우미 아줌마의 경우처럼 수치가 상승하지 않은 것은 예상치 못한 의미 있는 결과였습니다.

이는 바소프레신을 분비하는 조직과 신장의 바소프레신 수용체는 3~4세 전에 애착을 경험해야 완성된다는 것을 의미합니다. 이 시기에 애착을 경험한 정상 가정의 아이들은 바소프레신을 분비하는 조직과 그 수용체가 완성되었지만, 고아원에서 생활하면서 애착을 경험하지 못한 아이들은 완성되지 못하였습니다.

유아기 때 가족 특히, 엄마와의 유대 관계가 잘 형성되었다면 바소프레신을 분비하는 조직과 바소프레신에 반응하는 수용체가 잘 만들어졌을 텐데 그렇지 못하였기 때문에 생긴 후천적인 이상이 야뇨증의 한 원인인 항이뇨 호르몬 부족을 일으킨 것입니다. 유아기에 양육자로부터 무조건적인 애정을 받지 못한 '흔적'이 심리적으로는 물론 신체적으로도 남게 되는 것입니다.

이 실험은 또한 야뇨증이 항이뇨 호르몬인 바소프레신의 분비에 문제를 가지고 태어났거나, 바소프레신에 반응하는 수용체가 부족한 신장을 갖고 태어난 선천적인 질환이 아니라는 반증이기도 합니다.

이것이 유아기 때 심리적으로 불안한 환경에서 자란 야뇨증 아이가 인공 항이뇨 호르몬 제재인 데스모프레신(상품명 미니린)을 먹어도 그때 뿐, 야뇨증이 완치되지 않는 이유입니다.

파충류의 뇌 Ⅲ - 시상하부와 자율신경

파충류의 뇌인 뇌간의 한 부분인 시상하부는 자율신경계를 조절하는 중추로서, 상황에 따라 교감신경과 부교감신경을 조절하여 내장근이나 혈관근같이 마음대로 움직일 수 없는 근육(불수의근)을 수축시키거나 이완시킵니다.

자율신경은 교감신경과 부교감신경으로 나눌 수 있습니다. 교감신경은 우리의 몸을 긴장하게 하고 흥분하게 만들고, 반대로 부교감신경은 우리 몸을 편안한 상태로 이완시킵니다.

• **교감신경**

자신의 생명을 위협하는 적을 만났을 때 우리는 싸우든가 도망가든가 해야 합니다. 투쟁을 위해서든 도피하기 위해서든 그 어느 경우에도 골격근이 왕성하게 활동해야 합니다.

이 때 피부와 내장으로 가는 혈액은 감소시키고 대신 골격근에 혈액을 집중시켜 에너지를 사용할 준비를 합니다. 심장에서는 혈액의 박출량이 늘고, 혈당이 올라가고, 아드레날린이 분비되며, 갑상선 호르몬도 늘어납니다. 이렇게 되면 팔다리에 힘이 나면서 혈압이 높아지고, 머리가 맑아지면서 눈동자도 커지고, 귀도 소리에 민감해집니다. 투쟁 혹은 도피할 수 있는 최적의 조건이 되는 것입니다. 이 때 작용하는 신경이 교감신경이며, 그래서 교감신경을 '투쟁과 도주의 신경'이라 합니다.

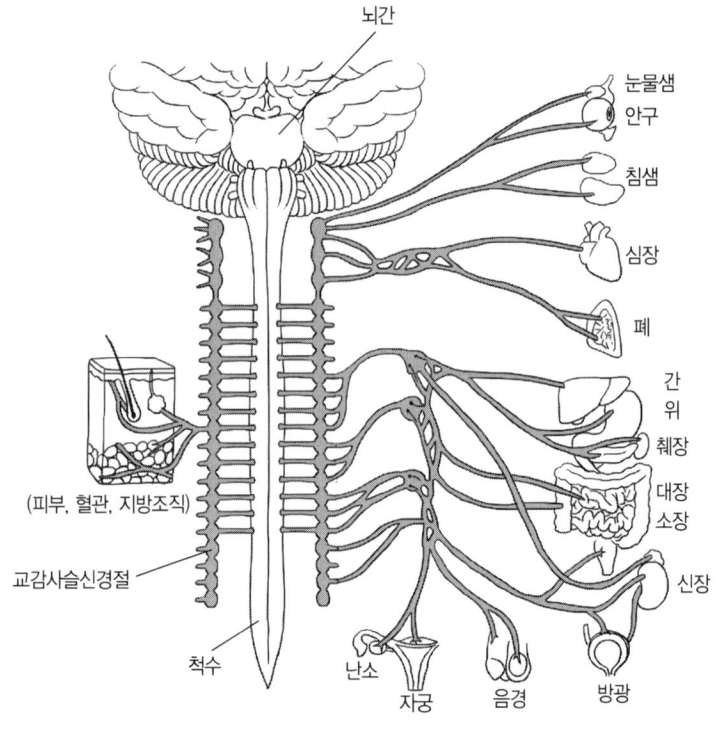

▲ 교감신경계

또한 교감신경이 흥분하면 대소변을 보려는 욕구가 사라집니다. 방광은 이완하고 내요도괄약근은 수축합니다. 죽느냐 사느냐의 전쟁 상황인데, 한가하게 대소변을 볼 겨를이 없습니다.

• **부교감신경**

부교감신경은 평화의 시기에 작동합니다. 유비무환(有備無患)이라는 말이 있듯이 평화의 시기에 다음에 올 전쟁의 힘든 상황에 대비하여 군량미를 쌓아두는 시기입니다. 싸울 에너지를 비축하는 것입니

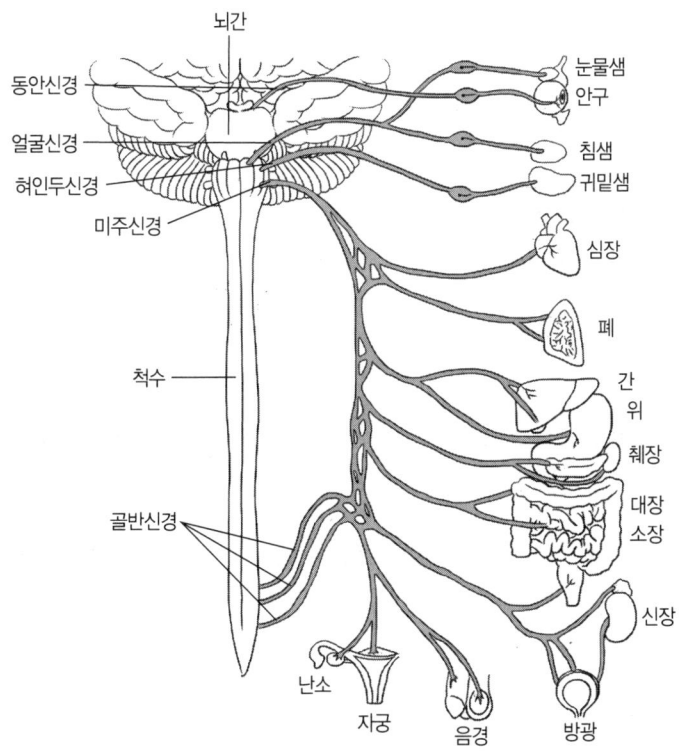

▲ 부교감신경계

다. 에너지를 비축하기 위해서는 많이 먹어야 하고, 더 자주 많이 먹기 위해서는 그만큼 많이 배설해야 합니다. 그러므로 부교감신경은 주로 소화기와 배설기에 작용합니다. 부교감신경이 활성화되면 에너지 소모는 최소량으로 줄고, 팔다리의 근육은 이완되고, 심장 박동도 줄어 혈압은 안정됩니다. 대신 소화기와 배설기는 자극을 받아서 침샘이나 기타 분비선의 활동이 늘고, 위장과 내장의 평활근들이 수축해서 소화관 속 음식물의 이동이 활발해지고, 그 찌꺼기의 배설도 활발해집니다.

그러므로 부교감신경이 흥분하면 대소변을 보고 싶은 욕구가 생깁니다. 방광이 수축하고 내요도괄약근이 이완하여 소변이 나오려 합니다.

• **두 신경의 길항 작용**

교감신경과 부교감신경은 서로 반대로 작용하는 길항 작용(拮抗作用)을 합니다. 놀이터의 시소같이 하나가 올라가면 하나가 내려가는 관계입니다.

신경을 예민하게 사용하거나 뭔가에 집중하게 되면 교감신경이 더 우세하게 작동하고 소화 기능을 맡은 부교감신경은 약하게 작동합니다. 그래서 어려운 자리에서 긴장하면서 식사를 하면 많이 먹지 않아도 체하기 쉽지요.

부교감신경이 활성화되면 교감신경은 약화되어 집중이 잘되지 않거나 몸이 나른해지는 상태가 됩니다. 밥을 먹은 후에 졸리고 집중이 어려워지는 것도 이런 이유 때문입니다.

두 발은, 한 발은 앞에, 다른 발은 뒤에 있어서 서로 반대로 위치하지만 실은 걷는다는 하나의 목표를 위해 함께 움직입니다. 이처럼 교감신경과 부교감신경도 둘이 힘을 합쳐 생명 활동의 균형을 효율적으로 유지합니다.

- **뇌와 방광의 대화 채널, 자율신경**

내장을 움직이는 신경은 자율신경이므로 뇌는 자율신경을 통하여 방광과 대화를 합니다. 방광에 소변이 차면 부교감신경이 활성화되고 각성을 맡은 뇌간의 망상활성계가 서서히 작동하면서 대뇌가 요의를 인식합니다. 대뇌는 소변 때문에 수면이 방해받지 않기 위해 뇌간의 시상하부에 명령하여 교감신경을 활성화시켜 소변을 참게 합니다. 그럼에도 소변을 보려는 부교감신경의 활성이 소변을 참게 하는 교감신경의 활성을 추월하면 대뇌는 뇌간의 망상활성계를 자극하여 잠에서 깨게 합니다.

위와 같은 뇌와 방광의 대화 채널은 유아기 때 완성됩니다. 뇌간은 바로 위에 있는 감정의 뇌인 대뇌변연계와 이성의 뇌인 대뇌피질과 맞닿아 있습니다. 그러므로 아무리 자율신경계의 중추가 뇌간의 시상하부에 있다 해도 어느 정도는 감정과 이성에 영향을 받을 수밖에 없습니다. 유아기 때 느끼는 공포와 불안의 감정은 감정의 뇌인 대뇌변연계를 불안정하게 하고, 그 불안정은 상위 중추에 영향을 주어 이성의 뇌인 대뇌피질도 불안정하게 합니다. 대뇌피질의 불안정은 대뇌변연계를 거쳐 뇌간에도 영향을 주는 피드백(feedback,어떤 원인에 의해 나타난 결과가 다시 원인에 작용하여 영향을 주는 것)의 과정을 거칩니다.

그 결과 뇌간의 망상활성계와 시상하부도 불안정하게 되어 망상활성계는 각성을 제대로 못 하게 되고, 시상하부는 자율신경을 적절히 조절하지 못하게 됩니다. 뇌와 방광의 대화 채널이 완성되기 어려운 것입니다.

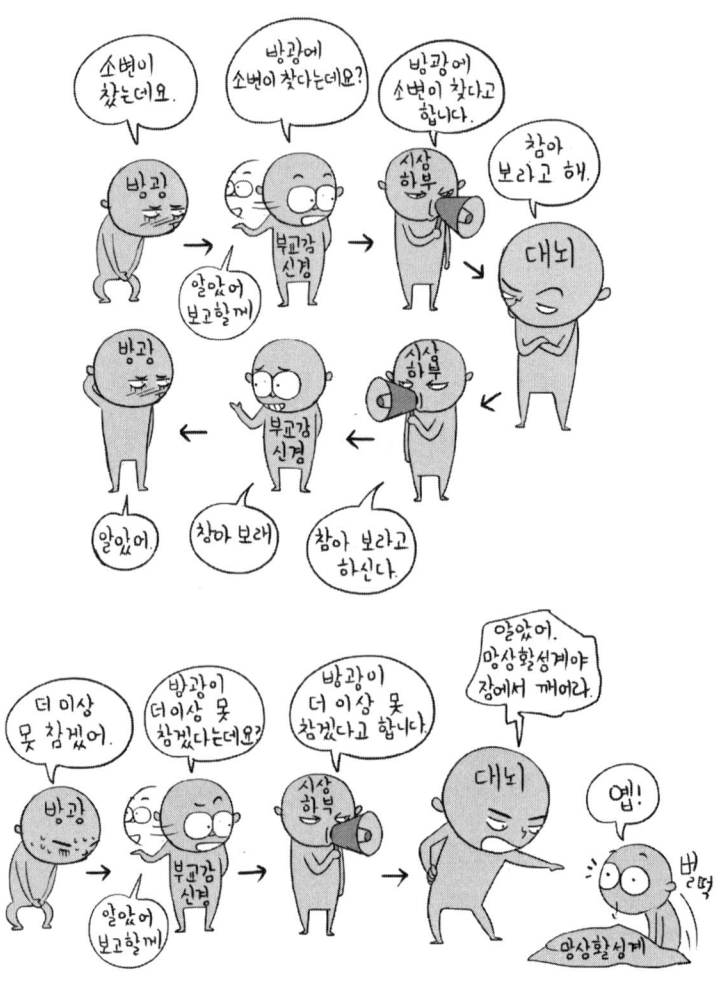

▲ 뇌와 방광의 대화 내용

포유류의 뇌 – 편도체와 공포, 해마와 기억

기쁨, 슬픔, 분노, 우울 등 동물이 느끼는 정서 중에서 뇌를 연구하는 학자들이 가장 많이 다루는 정서는 공포입니다. 공포는 동물의 생존에 결정적인 역할을 하기 때문입니다. 공포가 느껴지는 상황은 대부분 생명이 위협받는 때입니다. 자신의 생명이 위협받는 상황에서 공포를 느끼는 능력이 떨어진다면 도망을 가거나 생명을 지키기 위해 싸울 능력도 약해지고 그만큼 생존 가능성도 낮아집니다.

생존을 위해서는 기억도 공포 못지않게 중요합니다. 공포를 유발하는 상황을 잘 기억해 둬야 다음에 비슷한 상황에 처하는 것을 피하거나, 부득이 그런 상황에 처했을 때 빠르게 대처할 수 있기 때문입니다. 그런 면에서 '기억은 생존 그 자체'입니다.

대뇌변연계에는 편도체와 해마라는 조직이 있어 공포와 기억의 기능을 수행하며, 두 조직은 매우 가까이 위치해 있습니다. 이처럼 공포를 느끼는 중추와 기억의 중추가 나란히 자리한 이유는 두 기능이 매우 밀접한 관계를 갖고 있기 때문일 것입니다.

• 편도체와 공포

편도체는 아몬드같이 생겼다고 해서 붙여진 이름으로, 편도체의 대표적인 기능은 공포 자극을 받았을 때 그에 반응하게 하는 것입니다. 편도체를 제거하여 실험을 해 본 결과, 쥐는 천적인 고양이를 무서워하지 않았고 고양이는 천적인 원숭이를 피하지 않았습니다. 이와 같이 동물에게 편도체가 없다면 천적에 대한 본능적인 두려움을 느끼지 못하고 도망가려는 생각조차 없어져 그 자리에서 천적에게 목숨을 잃게 되는 경우가 많아질 것입니다. 사람도 사고로 편도체가 손상되면 공포 반응이 확연히 감소하여 공포 영화를 봐도 겁먹지 않습니다.

공포의 상황에 처하게 되면 동물은 교감신경이 활성화되어 심박수와 혈압이 높아지고 호흡이 빨라집니다. 그리고 코티졸 같은 스트레스와 관련된 호르몬이 분비되어 도망가거나 투쟁하기 위한 최적의 몸 상태로 변합니다.

- **해마와 기억**

기억은 인간이 경험한 외부의 자극을 특정 형태로 뇌세포에 저장했다가 나중에 그 정보를 상기하는 작용입니다. 사랑하는 배우자와의 연애 시절, 아이의 어린 시절 등의 즐거운 추억을 기억하는 것은 인생을 윤택하고 살 만하게 하는 원동력입니다. 뇌가 노화하여 기억 기능을 상실한 치매 환자를 보면 기억의 소중함을 다시 한번 느끼게 합니다.

해마는 바다 동물인 해마를 닮아서 지어진 이름입니다. 해마의 크기는 약 5cm로 어른 손가락 두 마디 정도입니다. 1953년 미국에서 간질 치료를 위해 해마 부위를 제거한 27세의 환자가 수술 전의 일만 기억하고 수술 후의 일은 기억하지 못하는 것을 보고 해마가 기억에 중요한 역할을 하는 조직임을 알게 되었습니다.

그의 수술을 통해 알게 된 또 하나의 사실은 해마가 기억의 최종 저장고가 아니라는 것입니다. 그는 수술 후에도 다른 사람과 대화를 잘

하였으나, 대화하는 순간만 제대로 대응할 뿐 이후에는 대화를 나눈 사실조차 기억하지 못했습니다. 그 후에도 수많은 연구 끝에 해마는 기억을 작동하게 하는 스위치의 역할 뿐 아니라 외부로부터 받은 신호를 정리하고 일시적으로 기억을 저장하는 기능을 한다는 것이 밝혀졌습니다.

기억의 저장 기간은 1개월에서 몇 개월 정도입니다. 모든 기억 작업은 자극과 흥분을 전달하는 신경세포의 기본 단위인 뉴런의 작동으로 시작하여 오감을 통해 받은 외부의 자극이 해마를 통해 전기신호로 바뀌고 대뇌피질에 저장되는 것으로 마무리됩니다. 해마는 모든 기억을 일시적으로만 저장할 뿐이고 대뇌피질로 옮겨져야 장기간 저장됩니다. 저장된 기억을 되살릴 필요가 있으면 대뇌피질의 신경회로에 신호가 전달되어 재생됩니다. 이와 같이 해마는 단기 기억을, 대뇌피질은 장기 기억을 맡고 있습니다.

• **수면 중 기억의 이동과 각인**

그럼, '해마에서 대뇌피질로, 즉 단기 기억에서 장기 기억으로의 기억 이동은 언제 일어날까?' 라는 의문이 생깁니다.

나중에 '수면' 편에서 자세히 설명하겠지만 수면은 얕은 잠인 렘수면과 깊은 잠인 비렘수면이 주기적으로 반복되는 과정입니다. 사람의 해마에 전극을 꽂고 잠자는 동안 해마에서 어떤 일이 일어나는지 알아보는 연구를 했습니다. 그 결과 수면의 단계 중 얕은 잠인 렘수면에서는 변화가 없다가 깊은 잠인 비렘수면 동안에는 해마에서 활동적인 파장이 나타나고 다시 렘수면 동안에는 줄어드는 것을 반복

한다는 사실을 발견했습니다. 이 현상을 이해하기 쉽게 설명하면 다음과 같습니다.

잠이 점점 깊어지면서 비렘수면에 이르면 해마에 일시적으로 저장되었던 단기 기억이 대뇌피질로 이동합니다. 이 때, 해마의 파장이 활성화됩니다. 그 다음 단계로 오는 얕은 잠인 렘수면에 이르면 대뇌피질로 이동한 단기 기억을 기존에 저장되어 있던 장기 기억과 비교, 검토하여 삭제할 것은 삭제하고 기억할 것은 새로운 장기 기억으로 대뇌피질에 각인시킵니다. 이 때, 해마는 자기가 할 일을 마친 상태이므로 할 일이 별로 없어 파장이 줄어듭니다. 즉 비렘수면 때는 해마가 주체가 되어 해마에서 대뇌피질로 단기 기억을 이동시키고, 렘수면 때는 대뇌피질이 주체가 되어 해마에서 이동한 단기 기억을 대뇌피질에 장기 기억으로 각인시킵니다.

사람이 활동하려면 에너지가 필요합니다. 감정, 사고, 기억 등 낮에 하는 뇌의 활동은 물론 밤에 수면 중에 일어나는 뇌의 활동에도 에너지가 필요합니다. 그러므로 평소 뇌에너지가 부족한 아이는 수면 중에 기억을 이동하고 각인하는 데 에너지를 사용하는 것도 벅차기 때문에 '요의 조절'이라는 다른 활동에 에너지를 나눠 쓸 여력이 없습니다. 이와 같이 요의를 자각하고 잠에서 깨는 데 필요한 뇌에너지가 부족하여 소변을 실수하게 되는 것이 야뇨증입니다.

- **공포 기억의 각인**

'자라 보고 놀란 가슴, 솥뚜껑 보고도 놀란다.'는 속담이 있습니다. 어떤 사물에 몹시 놀란 사람은 비슷한 사물만 보아도 겁을 낸다는 뜻입니다. 이렇게 되는 이유를 뇌과학에서는 여러 가지 이론으로 설명하고 있습니다.

◎ **시냅스 강화**(Synapse Potentiation)

자라에게 놀라면 '놀람'이라는 감정의 자극과 자라의 색, 크기, 모양 등의 여러 정보가 편도체로 들어옵니다. 이렇게 두 가지 이상의 정보를 가진 신경신호가 편도체로 들어오면 들어온 신경과 편도체 안의 신경을 연결하는 시냅스가 강화됩니다. '시냅스'란 신경세포의 기본 단위인 뉴런과 뉴런이 만나는 접합부를 말하며, '시냅스 강화'란 동일한 자극에 대해 시냅스에서 신경전달물질이 더 많이 분비되어 신경세포가 더 크게 반응하는 현상을 말합니다.

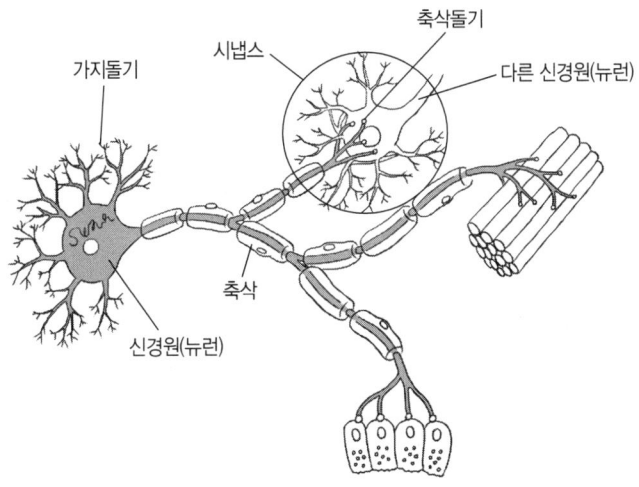

▲ 뉴런과 시냅스

어떤 자극에 대해 시냅스가 강화되면 예전에는 공포를 유발하지 않던 비슷한 자극도 편도체를 자극할 수 있게 되어 공포반응을 나타내게 됩니다. 따라서 자라에게 놀란 뒤에는 시냅스가 강화되어 자라와 비슷하게 생긴 솥뚜껑만 보아도 편도체신경의 출력 신호가 유발되고 공포를 느끼게 되는 것 입니다.

편도체는 원인을 논리적으로 분석하는 대뇌와 따로 작동합니다. 우리의 의지로 공포감을 자유롭게 조절할 수 없는 이유가 바로 여기에 있습니다.

◎ 플래시 벌브(Flash bulb) 기억

격렬한 감정의 경험은 기억도 강렬합니다. 감정을 고조시키는 경험은 시냅스에서 각종 신경전달물질을 분비시켜서 기억을 강화시킵니다. 그러면 우리는 그 기억을 더 오랫동안 저장할 수 있습니다. 이를 플래시 벌브(Flash bulb) 기억이라고 합니다. 사진을 찍을 때 플래시가 펑 터지는 것처럼 아주 밝게 빛나는 기억입니다.

강렬한 기억은 편도체에 저장됩니다. 첫 키스의 경험이 쉽게 잊히지 않는 이유도 바로 이 편도체에 기억이 깊게 저장되었기 때문입니다. 설렘과 긴장감이 편도체를 자극하면 강한 기억의 자국이 편도체에 생깁니다. 그러나 편도체에 좋은 기억만 저장되는 것은 아닙니다. 기억 중에는 좋지 않은 기억도 포함되어 있기 때문에, 공포에 대한 기억 또한 우리에게 플래시 벌브(Flash bulb) 기억으로 강하게 남아 있습니다.

◎ 공포의 조건화(Fear Conditioning) – 공포 기억의 반사적 연상

편도체의 또 다른 중요한 기능은 공포를 학습하는 것입니다. 이전에는 공포를 유발하지 않던 대상이 특정 사건 이후 학습되어 공포의 대상이 되는 것입니다.

자라에게 놀라면 '놀람'이라는 자극과 자라를 구성하는 모든 정보들이 편도체에서 연합됩니다. 놀랐던 기억과 자라의 모양이나 색깔 같은 정보가 섞인다는 얘기입니다. 그러면 이후에는 나를 놀라게 했던 바로 그 자라가 아니라 그와 비슷한 물건을 보더라도 무서워하게 됩니다. 이를 '공포의 조건화'라고 합니다. 낯선 특정 사건에 대한 반응이 학습이 되어 나중에 실제로 그 사건이 일어나지 않았는데도 일어난 것처럼 반응하는 것이 '조건화'입니다. 공포의 조건화란 과거 공포를 느꼈던 경험이 학습되어 실제로 공포를 느낄 상황이 아닌데도 공포 반응을 보이는 것을 말합니다.〈"기억", 김윤환, 예담〉

• 각인된 공포 기억의 재생

공포를 느끼면 느낄수록 편도체는 그 상황을 생존과 관련된 것으로 인식하고 더 선명하게 기억하도록 시스템을 가동합니다. 큰 사고를 겪은 사람이 오랜 시간이 지나도 쉽게 악몽에서 벗어나지 못하는 '외상후 스트레스 증후군(PTSD : Post-traumatic Stress Disorder)'으로 고생하는 것도 바로 이 때문입니다.

다 기억하지는 못하지만 우리는 매일 밤 얕은 잠인 렘수면 때 주로 꿈을 꿉니다. 꿈의 내용에 공포가 많다는 것은 해마로부터 받은 정보가 대뇌피질에 저장되는 과정에서 신경세포들의 연결이 일시적으로 섞이면서 평소 간직된 공포 기억이 왜곡, 재생되어 나타난다는 뜻일 수 있습니다. 기존에 대뇌피질에 장기 기억으로 각인된 공포 기억이 렘수면 때 새로운 기억과 비교, 검토되는 과정에서 다시 재생되는 것입니다.

공포 기억은 생존을 위해 뇌가 만들어낸 것이므로 오랜 기간 뇌 속에 남아 우리의 정서와 성격 형성에 중요한 역할을 합니다. 특히 유아기 때의 렘수면은 다른 시기에 비해 유난히 시간이 길며, 이 때 재생되는 공포 기억은 뇌와 방광의 대화 채널 형성에 지대한 악영향을 끼칩니다.

인간의 뇌 - 대뇌피질과 조건 반사

인체는 자극이 있으면 그에 따른 반응을 합니다. 반응에는 의식적인 반응과 의식이 작용할 틈도 없이 즉각적으로 나타나는 무의식적인 반응이 있습니다. 이 무의식적인 반응을 '반사'라고 하며, 무조건 반사와 조건 반사가 있습니다.

무조건 반사는 말 그대로 무조건적으로 나타나는 행동을 말합니다. 날파리같이 작은 벌레가 눈에 들어가려할 때는 자신도 모르게 눈이 감깁니다. 감을까 말까 판단한 뒤 행동에 옮긴다면 그 사이 날파리가 눈에 들어가 눈이 상할 수 있습니다. 뜨거운 것이 손에 닿았을 때도 마찬가지입니다. 손을 뗄 것인지 말 것인지 갈등하는 동안 손은 화상을 입을 겁니다. 무조건 반사는 대뇌피질이 아니라 척수와 뇌간에서 관여하기 때문에 의식적으로 제어할 수 없고, 빠르게 반응할 수 있기에 대부분 동물의 생존과 관련된 순간에 작동합니다.

인간의 뇌인 대뇌피질은 최고 중추로서 하위 중추인 대뇌변연계와 뇌간의 기능을 총괄하면서 필요한 경우에는 자신이 직접 역할을 하기도 합니다. 대뇌피질은 조건 반사를 통해 배뇨에 직접적인 역할을 합니다.

　1904년 러시아의 생리학자 파블로프가 개를 통한 실험으로 조건 반사 이론을 입증하여 노벨상을 받았습니다. 그는 개에게 음식을 주기 전에 꼭 종을 친다는 조건을 만들어 놓고 개의 침샘과 소화샘에서 분비되는 침과 소화액의 변화를 관찰하였습니다. 실험 전에는 침과 소화액은 음식이 소화기를 자극할 때만 반응하여 분비된다고 모두들 알고 있었습니다. 그러나 실험에서 종소리가 들린 후에 음식이 제공된다는 것에 익숙해진 개는 언젠가부터는 음식은 안 먹고 종소리만 들었는데도 침과 위액이 분비되었습니다. '음식이 제공되기 전에는 항상 종소리가 먼저 들린다'는 똑같은 상황의 반복이 개의 대뇌피질에서 학습으로 기억되어 침샘과 소화샘을 지배하는 자율신경에 영향을 끼쳤기 때문입니다.

　조건 반사는 과거의 경험을 토대로 반사가 일어나는 것입니다. 과거에 자두나 살구와 같이 신 것을 먹고 온 몸이 오그라드는 느낌이 들고 입 안에 침이 고였던 반응을 경험해 본 사람은 다음에 자두를 먹지 않아도 그 경험이 기억나면서 침이 고이며 얼굴이 찌푸려지면서 몸이 오그라드는 것 같은 반사 행동을 보입니다. 신 것을 먹고 침이 고이는 것은 무조건 반사지만 먹지 않아도 과거의 경험을 기억하여 침이 나오는 것은 조건 반사입니다. 경험을 기억한다는 것은 대뇌피질에서 이루어지는 기능이며 일종의 학습입니다. 학습의 결과가 자율신경을 통해 내장에서 일어납니다.

　유아기 때 기저귀를 떼기 전 어느 날, "소변이 마려우면 이제는 기저귀에 누지 말고 참고 화장실에 가서 보아라."라고 엄마가 말씀하십니다. 엄마의 말씀대로 해보니 예전과 다르게 뭔가 느껴지는 것이 있습니다. '아! 이 느낌이 오줌 마려운 느낌이구나.' 낮에 느꼈던 그 느낌이 해마에 저장되어 있다가 밤에 자는 동안 대뇌피질에 기억되기 시작합니다. 대뇌피질이 학습하는 것입니다. 그런 과정이 반복되던 어느 날, 같은 느낌이 왔을 때 소변을 참으려고 의식하지 않아도 저절로 참을 수 있게 됩니다. 이렇게 낮 동안에 요의를 느꼈을 때 어떻게 해야 될지가 대뇌피질에 확실히 학습되면 각성 수준이 낮보다 더 떨어지는 밤에도 드디어 소변을 저절로 참을 수 있게 됩니다. 수면 중 요의를 느끼면 잠에서 깨지 않고도 방광에 분포하는 교감신경이 저절로 작동하여 방광의 수축을 억제하고 내요도괄약근과 외요도괄약근을 조여 소변을 참게 되는 것입니다.

뇌에너지와 야뇨증

경제적으로 여유가 있어야 어려운 이웃을 도와 줄 마음이 생깁니다. 가난하여 자신도 하루하루 먹고살기 바쁜데 자신보다 어려운 사람을 도와 주기는 쉽지 않습니다.

뇌도 마찬가지입니다. 자기 에너지가 충분해야 방광을 비롯한 다른 장기의 상황에 관심을 가질 수 있습니다. 피로나 스트레스 등으로 인하여 뇌 자신의 에너지가 충분치 않다면 다른 장기인 방광에 관심을 둘 수 없습니다.

야뇨증의 원인은 뇌와 방광의 대화 채널이 완성이 덜 되어 대화가 미숙한 것입니다. 미완성의 이유는 대화 채널을 완성시킬 뇌에너지의 부족입니다. 위에서 뇌간, 대뇌변연계, 대뇌피질 등 뇌의 각 부위별로 소변과 관계된 기능을 살펴보았으나 야뇨증의 원인이 뇌의 어느 부위의 에너지 부족인가를 정확히 파악하기는 쉽지도 않고 치료에 큰 의미도 없습니다. 그것보다는 뇌 전체의 에너지 부족을 야뇨증의 원인으로 정의하는 것이 타당하다 하겠습니다.

뇌에너지가 떨어져 야뇨증이 되는 시점은 크게 선천적인 경우와 후천적인 경우로 나눌 수 있습니다. 선천적으로 뇌에너지가 부족하게 태어난 미숙아는 뇌와 방광의 대화 채널이 완성되는 3세까지도 그 부족분을 채우지 못해 야뇨증에 걸릴 수도 있습니다. 태어날 때는 뇌에너지가 부족하지 않았는데 후천적으로 유아기 때 가해진 스트레스에 견디기 위해 에너지를 많이 소모해서 야뇨증이 생기기도 합니다.

대부분은 두 경우가 복합되어 나타납니다. 즉 뇌에너지가 부족하게 태어난 데다, 성장하면서 생성되는 뇌에너지보다 아이의 소심한 성격 혹은 아이를 불안하게 하는 주변 환경으로 인해 소모되는 뇌에너지가 더 많을 때 야뇨증이 발생합니다.

그러므로 치료도 뇌에너지를 북돋우는 치료가 필요합니다. 다시 말해 뇌에 생명력을 보충해 주어야 하는 것입니다. 양의학에서 야뇨증에 사용하는 인공 항이뇨 호르몬제나 항우울제, 부교감신경 억제제 등이 잠시 증세를 호전시키는 것처럼 보이기도 합니다. 그러나 그런 화학약으로는 병의 근본 원인인 뇌에너지 부족을 해결해 줄 수는 없기 때문에 야뇨증이 심한 아이는 약을 중단하면 다시 재발하는 경우가 많습니다. 땅의 생명력을 그대로 간직하고 있는 한약만이 뇌에너지를 보충할 수 있습니다.

신경 회로와 수면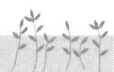

태어나서 6개월 이상 소변을 가려본 적이 없는 야뇨증을 1차성 야뇨증이라 합니다. 1차성 야뇨증의 원인은 위에서 살펴본 대로 유아기 때 뇌에서 방광과 원활히 대화하게 하는 대화 채널인 신경 회로가 어떤 이유로 인하여 미완성된 것입니다.

6개월 이상 소변을 가리다 다시 실수하기 시작하는 것을 2차성 야뇨증이라 합니다. 2차성 야뇨증은 3세경 뇌와 방광의 대화 채널인 신경 회로가 대략 완성되었으나 아직은 견고하지 않은 상태에서 스트레스가 가해져 회로가 깨진 것이 원인입니다. 일종의 퇴행입니다.

즉 1차성 야뇨증은 미완성이, 2차성 야뇨증은 퇴행이 원인입니다.

신경 회로

일반적으로 두 지점(A, B)이 연결되어 순환하는 것을 회로라 합니다. 발전소(A)에서 출발하여 집의 형광등(B)까지 오는 전기의 흐름도 회로이고, 서울(A)에서 대전(B)까지 가는 KTX도 회로입니다.

3세 무렵에 뇌와 내장을 포함한 다른 조직과의 대화 채널인 신경 회로가 대략 완성됩니다. 뻥 뚫린 고속도로처럼 대화 통로인 신경 회로가 막힘없이 시원시원하게 완성되든가, 아니면 좁고 꼬불꼬불하고 신호등 많은 국도처럼 막힐 듯 말듯 답답하게 완성되든가.

- **신경 회로의 내용**

뉴런은 신경계를 이루는 기본 세포 단위입니다. 뉴런은 자극을 수용하고 전달하는 기능을 하며 신경세포와 신경돌기(신호를 전달하는 축삭돌기와 신호를 받아들이는 가지돌기)로 구성되어 있습니다.(93쪽 그림 참조)

외부자극으로 발생된 전기 신호는 뉴런의 축삭돌기를 거쳐 축삭 끝에 닿게 됩니다. 축삭돌기와 이웃한 뉴런의 신경세포 사이에는 신경접합부인 시냅스가 존재합니다. 축삭돌기와 신경세포의 이음 틈새라 할 수 있는 시냅스 간격을 뛰어 넘기 위해 화학물질인 신경전달물질이 분비됩니다. 신경전달물질의 도움으로 시냅스를 뛰어 넘은 전기 신호는 다음 뉴런의 신경세포에 전달됩니다. 시냅스를 건너온 신호가 많으면 많을수록 뉴런은 더욱 활발히 작동합니다.

어느 방향으로 뉴런끼리의 신호가 빈번해져 시냅스가 계속 연결되면 그 방향으로 시냅스가 강화되어 신경 회로가 형성됩니다. 이렇게 신경 회로가 한번 형성되면 그렇지 않은 것에 비해 뉴런의 신호 전달 속도가 빠르고 효율적이게 됩니다. 시간이 갈수록 신경 회로가 더 단단해집니다.

- **신경 회로의 발산과 수렴**

시냅스는 엄마 뱃속에서 수정 후 26주부터 서서히 그 숫자를 늘립니다. 그러다 출생 후 2개월이 지나면서 시냅스의 수가 급격히 증가하게 됩니다. 인간의 뇌가 평생 쓰게 될 신경 회로는 생후 8개월부터 팽창기와 수렴기를 거쳐 생후 36개월경에 완성됩니다. 세 살 버릇 여든 가게 되는 것입니다.

◎ 발산기(팽창기, 생후 8~12개월)

이 시기에는 최대한 시냅스를 많이 만들어 시냅스 수가 약 1000조개에 이릅니다. 이는 외부의 모든 자극과 경험을 받아들일 준비를 하는 것으로, 뇌의 구조가 어떤 식으로 성장하게 될지 미리 재단하지 않고 모든 가능성을 열어두는 것입니다. 이 시기에 받아들인 정보와 외부 자극을 토대로 아기의 뇌는 다음에 오는 수렴기 때 자신의 인생을 살아갈 방식을 결정합니다.

◎ 수렴기(감소기, 생후 12~36개월)

이 시기에는 시냅스의 수가 하루에 200억 개씩 급속히 사라지며 12세까지 감소가 진행됩니다. 일단 뇌가 인생을 살아갈 방식을 결정한 후에는 에너지의 효율적인 사용을 고려하여 정해진 삶의 방식에 필요 없는 시냅스를 급격하게 감소시킵니다. 이 시기에 아기의 뇌가 경험하지 않은 새로운 정보를 받아들이기 위해 어른의 2~3배에 달하는 시냅스를 모두 유지해야 하는 일은 무척 부담스러운 일이기 때문입니다. 나무를 키울 때, 생장이나 개화 또는 결실을 위해 가지를 쳐 주는 것과 같은 이치입니다. 필요 없는 에너지 낭비를 줄여야 꽃이 무성하고 열매가 실하기 때문입니다.

그렇다면 이 시기에 인체에 있어서 좋은 개화와 결실은 무엇일까요? 수집한 정보로 주변 환경을 파악하려는 외부를 향한 뇌신경세포의 팽창은 줄이고, 내부에 관심을 돌려 뇌와 말초신경을 이어 주는 신경 회로의 강화를 통해 뇌와 인체 모든 조직과의 대화 채널을 완성하는 것입니다. 팽창기에 외부에서 많은 정보와 자극을 받아들여 뇌가 앞으로 살아갈 방식을 결정한 후, 수렴기에는 결정한 생존 방식에 맞게 뇌와 내부 장기의 관계를 형성해 나가는 것입니다.

물론 인간의 뇌에서는 평생에 걸쳐서 시냅스의 가지뻗기로 새로운 회로가 만들어지고, 또한 가지치기를 통해 기존의 회로가 사라지는 과정이 계속됩니다. 하지만, 시냅스의 수가 폭발적으로 증가한 후 감소하는 빅뱅기인 생후 8~36개월에 일어나는 신경 회로의 생성과 소멸에는 비교할 수 없습니다.

• 야뇨증과 신경 회로

인간의 뇌가 평생 쓰게 될 신경 회로는 결정적 시기라 할 수 있는 생후 12개월에서 36개월 사이인 수렴기에 완성됩니다. 이 시기에 아이들이 겪는 경험은 영구적으로 아이들의 지적 능력에 영향을 준다고 합니다. 유아기 아이에게 어떤 자극을 주고 어떤 경험을 하게 하는지에 따라 미래의 삶이 달라질 수 있다는 말입니다.

적절치 못한 부모의 양육 태도와 열악한 아이의 주변 환경으로 인해 이 시기에 완성되어야 할 뇌와 방광의 대화 채널인 신경 회로가 미처 완성되지 못하면 야뇨증이 나타납니다.

• 신경 회로의 가소성(可塑性, plasticity) – 야뇨증 치유의 이론적 근거

뇌과학에서 중요한 개념의 하나는 뇌의 가소성입니다. 물리학에서 가소성이란 고체가 외부에서 탄성 한계 이상의 힘을 받아 형태가 바뀐 뒤 그 힘이 없어져도 본래의 모양대로 돌아가지 않는 성질입니다.

대체로 만 3세 전후로 평생 사용할 신경 회로가 대략 결정되지만 인간의 뇌는 이후에도 사용 여부에 따라서 얼마든지 달라진다는 얘기입니다. 3세 이후에도 뇌는 새로운 외부 자극과 경험을 접하게 되고, 그것이 반복되어 한 방향으로 시냅스가 자주 연결되면 결국 새로운 신경 회로가 형성됩니다. 우리가 처음 가보는 길은 잘 몰라서 헤매지만 여러 번 가서 익숙해지면 그 이후에는 그 길을 잘 찾아가게 되는 원리와 같습니다.

이 가소성이 야뇨증 치료 기간이 긴 이유이자 야뇨증이 치료되는 이론적 근거입니다. 본의 아니게 3세경에 뇌와 방광을 연결해 주는 신경 회로가 미숙하게 형성되었어도, 이후에 신경 회로 형성에 도움이 되는 한방 치료를 받으면서 신경 회로 형성을 방해하는 생활을 피하다 보면 어느새 미완성되었던 뇌와 방광의 신경 회로가 복구되어 완성되는 것입니다.

수면

사람이 잠을 안자도 살 수 있을까요? 잠은 우리에게 어떤 의미가 있을까요? 나이가 들면 수면 시간이 줄기는 하지만 하루에 평균 8시간을 잔다고 보면, 하루는 24시간이므로 자는 시간은 인생에서 약 30%나 됩니다. 인생을 80년으로 보면 24년은 잠을 자는 것입니다.

80년의 생존기간 중에서 3일은 아주 짧은 시간이지만 사람은 3일간 잠자지 않고 깨어 있으면 사고력과 판단력, 집중력이 급속하게 떨어지고 환청과 환각을 느끼게 됩니다. 아직 잠을 안 재워서 사망에 이르게 한 실험은 없지만 잠을 안자는 시간이 길면 결국에는 사망할 것입니다.

이렇게 수면은 동물의 생존에 필수적인 요소이지만, 잠자는 동안에 적에게 무방비로 노출되어 생존에 심각한 위협을 받는다는 것은 아이러니한 일입니다. 그런 위험을 감수하면서까지 잠을 자야 한다는 것은 그만큼 잠이 동물의 생존에 큰 의미가 있기 때문일 것입니다.

• 수면의 종류와 의미

수면에는 얕은 수면과 깊은 수면이 있는데 빠른 안구 운동(Rapid Eye Movement) 즉 '렘(REM)이 있느냐 없느냐'가 그 결정적인 기준입니다. 깨어 있을 때보다 훨씬 더 빈번하고 경련이라 할 만큼 격렬하게 일어나는 빠른 안구 운동이 있는 렘(REM)수면은 얕은 수면, 빠른 안구 운동이 없는 비렘(Non-REM)수면은 깊은 수면입니다. 비렘수면은 그 깊이에 따라 1, 2, 3, 4 단계가 있습니다.

잠이 들고 아침에 눈을 뜰 때까지 우리는 비렘수면과 렘수면이라는 두 가지 패턴의 수면을 주기적으로 반복합니다. 성인의 경우, 대개 90분 주기로 이 두 가지 수면을 반복하는데, 보통 7~8시간 수면을 취하므로 하룻밤에 4~6회 정도 비렘수면과 렘수면을 반복하는 것입니다. 최초의 렘수면은 1~10분이나 주기가 거듭 될수록 점점 늘어나

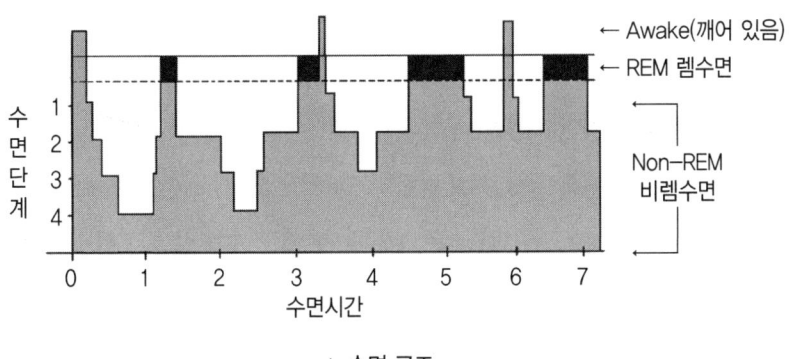

▲ 수면 구조

마지막 주기의 렘수면은 30~40분 정도입니다.

휴식이란 모든 활동을 멈추고 아무 것도 안 하는 것을 의미하기보다는 지난 활동의 결과를 정리하면서 새로운 에너지를 얻는 것이라 할 수 있습니다. 어지럽혀진 방보다는 깨끗이 치워진 방에서 공부할 의욕이 생기는 것처럼 우리는 정리를 통하여 새롭게 일할 에너지를 얻을 수 있습니다. 다시 말해 휴식은 곧 정리의 시간이요 새로운 활동을 준비하는 과정이라 할 수 있습니다.

수면은 휴식이며, 휴식은 다른 의미로 정리이므로 수면은 낮 동안의 활동에 대한 정리의 시간이라 할 수 있습니다. 사람이 육체와 정신으로 구성되어 있듯이, 사람의 활동도 운동, 노동 같은 육체의 활동과 공부, 스트레스 같은 정신의 활동으로 나눌 수 있습니다. 그러므로 낮의 활동을 정리하는 수면에도 육체 활동을 정리하는 시간과 정신 활동을 정리하는 시간이 각각 있으며 비렘수면과 렘수면이 여기에 해당됩니다.

비렘수면은 육체 활동을 정리하는 시간입니다. 혈액 순환을 통해 낮 동안에 근육에 쌓인 피로 물질을 버리고 새로운 영양분을 공급하여 피로를 회복시킵니다. 이 때 성장 호르몬의 분비도 최고조에 이릅니다. 따라서 비렘수면이 부족하면 성장 호르몬 분비의 리듬이 깨져 성장에 지장이 있을 수도 있습니다.

렘수면은 낮 동안의 뇌의 정신 활동을 정리하는 시간입니다. 이때 스트레스의 해소, 정신적인 피로의 회복, 기억력과 감정 조절 등이 이루어집니다. 렘수면이 부족하면 감정 조절이 잘 안 되어 짜증을 잘 내며, 기억력이 나빠지고, 정신 집중에 장애를 보입니다.

• **렘수면의 특징**

영화 '매트릭스'에서 여 주인공 트리니티가 본부에서 헬리콥터 조정법을 뇌로 전송받을 때 눈을 감은 상태에서 안구가 빠르게 움직이던 장면을 기억하십니까? 그것이 빠른 안구 운동, 즉 '렘(REM)'입니다.

렘수면의 특징을 구체적으로 살펴보면 다음과 같습니다.

◎ 근육이 이완됩니다.

렘수면 동안은 호흡근을 제외한 모든 신체 근육이 완전히 이완되어 무력한 상태지만 뇌파는 낮에 뇌 활동이 많을 때와 똑같이 나타납니다. 그런 이유로 렘수면을 '자는 것이지만 깨어 있는 것 같기도 하다'는 의미로 '역설수면(paradoxical sleep)'이라고도 합니다. 앞서 설명했던 뇌의 뇌간이라는 부위에 스위치가 있어서 렘수면에 들어서면 뇌의 활성을 조절하는 스위치는 켜지고, 근육의 힘을 조절하는 스위치는 꺼져 팔, 다리 등 골격 근육이 마비되는 현상이 나타납니다.

여름에 냉방기의 과다 사용으로 전력난이 심할 때, 정부는 수출 상품의 생산 감소를 감수하면서 전기를 많이 사용하는 산업체의 전력 사용을 자제합니다. 마찬가지로 대뇌피질에 장기 기억을 각인하는 렘수면 동안에는 많은 에너지가 필요하기 때문에 에너지의 효율적인 사용을 위해서 에너지 소비가 많은 골격근에 일시적으로 에너지 공급을 차단합니다. 그러므로 렘수면 동안 근육이 마비되는 것입니다.

◎ 꿈을 꿉니다.

비렘수면 중에도 꿈은 꾸지만 대부분 렘수면 동안 집중적으로 꿉니다. 렘수면 때, 해마에서 대뇌피질로 이동된 단기 기억이 기존에 저장되어 있던 장기 기억과 비교, 검토되는 과정에서 신경 세포들의 연결이 일시적으로 섞여 평소 간직된 기억이 왜곡되어 나타나는 현상이 꿈입니다.

전혀 꿈을 꾸지 않는다는 사람도 있는데 실은 그런 사람도 꿈을 꿉니다. 다만 기억하지 못할 뿐입니다. 사람은 보통 하룻밤에 서너 편의 꿈을 꾼다고 합니다. 수면은 비렘수면과 렘수면을 반복하는데, 렘수면일 때 꿈을 꿔도 다음 비렘수면에 접어들면 잊어버립니다. 꿈을 꿨다고 기억하는 것은 대개 새벽녘의 마지막 렘수면 때입니다. 이때의 꿈은 비렘수면이 뒤에 이어지지 않기 때문에 잊지 않게 되는 것이지요.

꿈의 재료는 체험이나 기억이 기본입니다. 따라서 꿈은 늘 자전적인 내용을 담고 있으며 각 개인마다 독특합니다. 수면 중에 체내와 체외로부터 받는 자극도 꿈의 내용에 영향을 줍니다. 가령 방광이 가득 차 있으면, 화장실인 줄 알고 소변보는 꿈을 꾸면서 깨기도 합니다. 어느 연구에서는 자고 있는 사람의 팔에 물방울을 떨어뜨렸더니 비를 맞는 꿈을 꿨다고도 합니다.

꿈의 내용도 비렘수면과 다릅니다. 렘수면 동안의 꿈의 내용이 더 무섭습니다. 귀신이 나타나고, 사다리에서 떨어지고, 바다에 빠지는 등, 밤에 잠들기 전에 생각했던 것이 그날 밤 꿈속에서 나타나며, 이런 경향은 어린이들에게서 특히 분명하게 나타납니다.

가위에 눌리는 현상은 갓 잠이 들었을 때나 새벽녘에 많이 일어납니다. 무서운 꿈을 꾸면 잠에서 깨게 되는데 렘수면때는 몸은 마비되어 있어 움직일 수 없는 상태입니다. 이때 잠이 깨면 움직이고 싶어도 움직일 수 없는 상태, 즉 가위에 눌리게 되는 것이며, 옆의 엄마를 부르려 해도 목소리가 안 나옵니다. 아이가 이런 경험을 몇 번 하고 나면 더욱 겁이 많아집니다. 혼자 안 자려 하고 화장실도 혼자 못 갑니다.

◎ 혈압과 심장 박동수가 증가하고 호흡은 빨라집니다.

렘수면 때는 뇌로 향하는 혈류량을 증가시키기 위하여 심장박동수가 늘어나고 혈압이 상승됩니다. 내장을 지배하는 자율신경 중 교감신경이 흥분하는 것입니다. 당연히 가슴도 두근거릴 테고, 이런 상태가 가위눌렸을 때 공포감을 더욱 증가시킬 수 있습니다. 렘수면은 수면 시간이 늘어날수록 길어지는데, 이른 아침 무렵에 꾸는 렘수면시의 꿈은 30~40분간 지속되기도 합니다. 이때 목 아래쪽으로는 몸이 다 마비되고, 안구운동은 경련이 이는 듯 급속하게 일어나며, 심박동은 요동을 치고, 호흡도 가빠집니다. 다시 말해 렘수면은 육체적 건강에는 유익하지 않습니다. 깨어서 정적인 활동을 할 때보다 신체기관은 혹사당하는 상태이고 뇌의 활동도 증가합니다.

◎ 발기됩니다.

수면 중 자신도 모르는 사이에 남성은 음경에, 여성은 음핵에 발기가 일어납니다. 보통 얕은 잠인 렘수면 때에 일어나는데, 유아의 경우에도 이때 발기한다고 합니다. 보통 성 기능이 약하다고 생각하는 노인들도 실제는 45% 정도가 렘수면 때에 발기한다고 합니다. 따라서 발기부전검사는 수면시의 발기 유무로 조사합니다.

발기는 혈액이 음경해면체에 고여 밖으로 빠져 나가지 못할 때 일어납니다. 렘수면 중에는 교감신경이 흥분하기 때문에 혈압이 상승하고 심장박동수가 늘어납니다. 교감신경의 흥분이 지나간 후에는 그 반작용으로 부교감신경이 우세해지는 상태가 이어집니다. 이때 부교감신경의 흥분으로 혈관이 확장하여 해면체에 혈액이 많이 들어가 발기가 되는 것입니다. 발기상태는 부교감신경의 흥분이 가라앉을 때까지 지속됩니다.

부교감신경의 우세는 음경 뿐 아니라 방광에도 작용하여 방광의 수축을 일으킵니다. 밤에 음식을 먹어 방광에 소변이 가득 차 있거나, 부교감신경에 과민한 방광이라면 이 때 소변이 나올 확률이 높습니다.

• 유아기 렘수면

생후 2주부터 2세까지의 유아들은 근육을 마음먹은 대로 움직이게 하기 위해 연결해야 할 신경들이 많이 있습니다. 예를 들어 눈을 찌르지 않고 입에 손가락을 넣는 것과 같은 동작은 유아에게는 상당히 중요한 과제일 수 있습니다. 손가락이라는 시각 정보와 입에 넣는다는 운동 정보를 조화시키는 방법을 익히기 위해서는 시냅스의 수가 많이 필요합니다. 뇌와 손가락을 움직이게 하는 체성신경과의 신경 회로, 즉 대화 채널이 완성되어야 손가락을 입에 잘 넣을 수 있습니다.

마찬가지로 아이가 뛸 때는 심장 박동이 증가하고 호흡이 가빠지고, 음식이 들어가면 소화하고, 대소변이 차면 느끼고 참았다 보는 등의 우리가 당연하다고 여기는 내장의 기능도 유아기 때 완성해야 합니다. 역시 이를 위해서도 시냅스의 연결이 필요합니다. 뇌와 자율신경을 통한 내장과의 신경 회로인 대화 채널이 완성되어야 하는 것입니다.

이렇게 신경 회로의 연결에 필수적인 역할을 하는 시냅스의 연결은 뇌의 활동이 활발한 렘수면 동안에 증가할 것으로 추측되며, 따라서 뇌와 인체 조직간 신경 회로가 완성되는 시기의 유아들은 막대한 양의 렘수면이 필요할 것입니다.

사람의 총수면 시간은 출생 시 16시간에서, 6세경에는 약 9시간, 12세경에는 약 8시간, 그리고 성인기에서는 약 7.5시간으로 나이가 들면서 점차 감소합니다.

출생 직후에는 수면의 시작을 렘수면으로 하며, 4개월쯤 되어서야 성인처럼 비렘수면으로 수면을 시작합니다. 전체 수면 시간 중에 렘수면이 차지하는 비율을 나타내는 렘백분율은 미숙아는 75%, 신생아는 약 50%이며 나이가 들면서 점점 줄어 3세경에는 성인 수준인 20~25%에 도달합니다. 이처럼 어릴수록 총수면 시간과 렘수면 시간이 긴 것은 생존을 위해서 낯선 주변 환경을 파악한 정보의 양이 많은 만큼 뇌에 장기 기억으로 저장할 시간과 뇌와 인체 조직간의 신경 회로를 완성할 시간이 많이 필요하기 때문입니다. 아이들의 뇌는 이 렘수면 동안 성장합니다. 인간은 이 3세 경에 완성된 뇌와 조직간의 연결 회로를 평생 사용하게 됩니다. '세 살 버릇 여든 간다'는 말의 의미입니다.

- **언제 실수하나?**

평소 실수하는 시간쯤에 확인해 보니 실수를 안 해서 누이지 않았는데 얼마 있다 다시 확인하면 어느새 실수해 놓은 경우가 많습니다. 항상 똑같은 생활을 반복하는 것 같아도 그때그때 아이의 컨디션에 따라 실수하는 시간이 들쭉날쭉하여 예측하고 대비하기가 영 쉽지 않습니다. 수면 첫 주기에는 버티다가 두 번째 주기에 실수하기도 하며 다섯 번째 주기까지는 버티다 아침에 일어나기 직전인 여섯 번째 주기에 실수할 수도 있습니다. 렘수면 때까지는 버티다가 다음 비렘수면 때 실수하기도 하며 반대로 비렘수면 때까지는 버티다가 다음 주기의 렘수면 때 더 이상 못 참고 실수할 수도 있습니다.

이와 같이 수면 중 어느 때 실수를 하는가는 예측이 불가능하기도 하고 치료에도 큰 의미가 없습니다. 야뇨증은 수면의 종류나 주기와 관계없이 뇌에너지가 떨어지는 순간에 발생하기 때문입니다. 첫 주기든 여섯 번째 주기든, 렘수면이든 비렘수면이든, 피로 때문이든 스트레스 때문이든 소변을 참게 하거나 잠에서 깨게 하는 뇌에너지가 부족할 때 실수한다는 점이 중요합니다.

부모님들이 아이가 잠들고 1시간 반~2시간쯤 후에 실수하는 경우가 많다는 말씀을 자주 하십니다. 만 6세~사춘기 아이의 렘 잠복기는 약 2시간입니다. 렘 잠복기란 잠이 들고 첫 번째 렘수면이 시작될 때까지의 시간으로, 야뇨증 아이들이 잠든 지 대개 2시간 후에 실수하는 것과 관계가 있다고 생각됩니다. 렘수면 때는 대뇌피질에 정보를 저장하느라 에너지가 많이 소모되므로 뇌에너지가 부족한 아이는 이때 방광과 대화할 에너지가 부족해지기 때문입니다.

대부분 야뇨증 아이들이 한방 치료를 시작한 후에는 소변을 실수하는 시간이 점점 뒤로 미뤄집니다. 야뇨증 치료를 받으면서 뇌의 에너지가 증가하여 비록 깨지는 못하지만 참을 수 있는 능력이 생기는 겁니다. 1~2시에 실수하던 아이는 3~4시로, 3~4시에 실수하던 아이는 아침에 일어나기 직전인 6~7시 등으로 실수하는 시간이 늦춰집니다. 그러다가 하루 이틀 실수를 안 하는 날이 생기고 점점 실수 안 하는 날이 늘어나면서 완치됩니다. 그러나 수면 후반인 5~6시에 실수하던 아이가 치료를 시작하자마자 실수 안 하는 날이 생기면서 나아지는 경우는 있어도 수면 전반인 1~2시에 싸던 아이가 싸는 시간이 뒤로 미뤄지는 과정을 거치지 않고 갑자기 실수 안 하는 날이 생기는 경우는 흔치 않습니다. 힘은 갑자기 길러지는 것이 아니고 서서히 길러지기 때문입니다.

야뇨증과 방광

뇌와 방광의 대화에서 방광의 역할은 방광에 소변이 가득 찼을 때

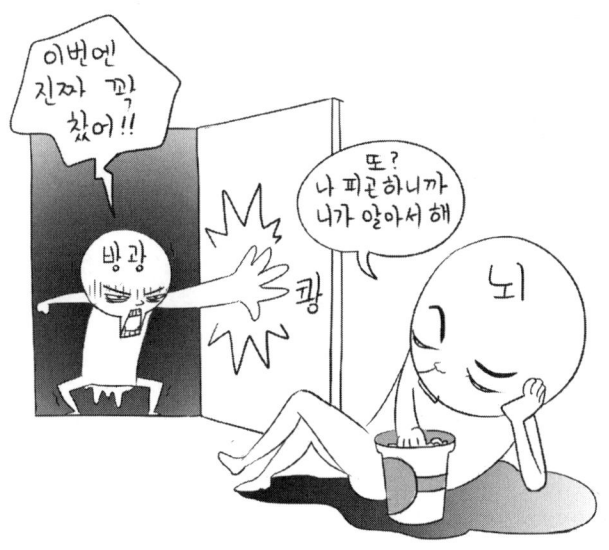

▲ 과민성 방광

뇌에게 보고하고, 뇌의 참으라는 지시에 잘 따르는 것입니다. 그러나 방광용적량이 적으면 방광에 소변이 별로 차지 않았는데도 자주 보고하게 되고, 과민성 방광이면 뇌의 참으라는 지시에 잘 따르지 못하게 됩니다. '양치기 소년과 늑대'처럼 위급한 상황이 아닌데도 위급한 것처럼 너무 자주 알리거나 '청개구리'처럼 말을 잘 안 듣는다면 둘 사이의 신뢰관계가 깨어져 대화가 원만히 이루어지지 않을 것입니다.

이와 같이 방광의 문제로 인해 뇌와 방광이 정상적인 대화를 못하게 되는 이유는 방광용적량이 적거나 방광이 자극에 과민한 경우입니다.

방광용적량

방광이 소변을 담을 수 있는 크기를 방광용적량이라 하며, 방광용적량을 측정하는 방법은 두 가지가 있습니다. 첫째, '해부학적 방광용적량'입니다. 초음파검사로 방광의 가로, 세로, 높이를 측정하여 용적량을 알아냅니다. 둘째, '기능적 방광용적량'입니다. 물을 수시로 먹고 소변을 참을 수 있을 때까지 참은 후 나오는 소변량을 측정하여 알아냅니다.

해부학적 방광용적량은 본인의 노력과 관계없이 아이의 성장에 따라 늘어나는 양입니다. 반면 기능적 방광용적량은 키우려 노력하면 늘어날 수 있는 양입니다. 달리기나 수영 같은 유산소 운동을 열심히 하면 심장 근육이 튼튼해지듯이, 방광도 근육이므로 노력하면 기능적 방광용적량은 늘어날 수 있습니다.

야뇨증 어린이는 해부학적 방광의 크기가 작을 것이라고 여겨졌으나, 실제 연구 결과에서는 정상 어린이와 별 차이가 없는 것으로 나타났습니다. 야뇨증은 해부학적 방광용적량이 적은 것보다는 평상시 배뇨와 밀접한 관계가 있는 기능적 방광용적량이 적은 것이 더 큰 원인입니다. 선천적으로 기능적 방광용적량이 적게 태어날 수도 있지만 반대로 야뇨증을 오래 앓으면서 일종의 정신적 노이로제로 인하여 기능적 방광용적량이 적어질 수도 있습니다. 그러나 야뇨증의 결정적 요인은 기능적 방광용적량이 적은 것보다는 뇌와 방광의 대화 채널이 완성이 안 된 것이며, 기능적 방광용적량이 적으면 야뇨증이 일어날 확률이 조금 더 높아진다는 정도로 이해하면 되겠습니다.

• 연령에 따른 배뇨 횟수 및 배뇨량

일반적인 수분섭취량과 운동량을 기준으로 연령에 따른 하루 동안의 배뇨 횟수와 양을 살펴보면 다음과 같습니다.

나이	소변량(ml)	배뇨 횟수
5~7세	650~1000/1일	약 2시간마다 7~8회
8~11세	800~1400/1일	약 2~2.5시간마다 6~7회
12세~성인	1500~2000/1일	약 3~4시간마다 4~6회

• 연령에 따른 방광용적량

배뇨 시간 및 1회 배뇨량을 기록하는 일지인 '배뇨 일지'를 작성하여 2~3일간 측정한 것 중 가장 많은 1회 배뇨량을 방광용적량으로 간주합니다.

나이에 따른 기능적 방광용적량(ml)을 산출하는 공식은 '(만 나이+

2)×30'입니다. 이 공식을 근거로 야뇨증 진단의 기준 나이인 5세부터 방광용적량을 표로 만들어 보면 다음과 같습니다.

나이	평균 방광용적량(ml)	나이	평균 방광용적량(ml)
5세	207	9세	325
6세	237	10세	355
7세	266	11세	385
8세	296	12세 이상	415

• 방광용적량 증가 훈련 방법

소변에 대한 부모의 지나친 관심과 훈련은 오히려 아이에게 소변에 대한 노이로제라는 역효과를 일으킬 수 있으니 주의를 요합니다.

◎ 배뇨 일지

소변을 본 시간과 양을 측정하여 기록합니다. 2~3일간 기록한 후,
① 그 중 가장 많은 양을 '방광용적량'으로 정합니다.
② 소변보는 시간 간격을 평균 내어 '평균 배뇨 간격'을 정합니다.

◎ 방광용적량 증가 훈련

배뇨 간격이 짧은 아이에게 일정 시간 소변을 참게 하여 방광용적량을 늘리는 훈련입니다.
① 처음 1주일 동안은 '평균 배뇨 간격+10분' 간격으로 소변을 보게 합니다.
② 훈련 7일째 날에는 다시 배뇨 일지를 작성하여 방광용적량과 배뇨 간격이 증가했는지를 평가합니다.

③ 1주일 단위로 배뇨 간격이 2시간이 될 때까지, 10분씩 연장하여 실시합니다.

◎ 외요도괄약근 강화 훈련

소변볼 때마다 혹은 하루에 2~3번, 멈췄다가 다시 누는 동작을 5~10번 반복합니다.

과민성 방광

과민성 방광은 빈뇨, 절박뇨, 요실금, 야간뇨를 주요 증상으로 하는 증후군입니다. 소변이 하루에 8회 이상 자주 마려운 빈뇨, 소변을 참기 힘들어 급히 화장실에 가야 하는 절박뇨, 소변이 마려울 때 충분히 참지 못하고 소변이 새서 옷을 적시는 절박성 요실금, 야간 수면 중 2회 이상 소변을 봐야 하는 야간뇨의 증상 중 하나 이상의 증상이 있을 때를 과민성 방광이라고 합니다.

'과민하다'는 것은 '약하다'는 의미이기도 합니다. 약하면 변화라는 자극에 적응하거나 견디지 못하고 영향을 쉽게 받습니다. 약한 나무가 바람이라는 변화를 견디지 못하고 심하면 뿌리째 뽑히는 것처럼 말입니다.

그러면 방광은 왜 약해질까요? 어른들의 경우는 뇌졸중, 뇌종양, 치매, 척수 손상, 골반강 내의 수술에 의한 신경 손상과 남성은 전립선염, 전립선 비대, 여성은 출산 후 심리적 스트레스 등 다양한 원인이 있지만, 아이들의 경우는 심리적 요인이 대부분입니다. 방광이 아직 충분히 성숙하지 않았는데 심리적 스트레스에 시달려 방광이 약해지고, 약하니 방광에 영향을 주는 여러 자극에 견디지 못하고 빈뇨, 급박뇨, 요실금, 야간뇨 등으로 나타나는 것입니다.

그렇다면 방광에 영향을 주는 자극에는 무엇이 있을까요? 용적이 적은 방광에 대한 소변의 압력이나 대변이 꽉 찬 직장의 압박에 의한 물리적 자극, 카페인 등에 의한 화학적 자극, 복부 수술 후유증으로 인한 체성신경의 자극, 심리적 변화에 의한 자율신경의 자극 등이 방광에 영향을 주는 자극입니다. 이러한 여러 자극에 방광이 과민하므로 소변을 볼 경우가 잦은 것입니다. 지치지 않을 땐 충분히 견딜 수 있는 자극인데도 지쳤기 때문에 과민하게 반응하는 것입니다. 힘들 때는 가벼운 일에도 짜증이 쉽게 나는 것과 같은 이치입니다.

야뇨증의 분류에서 빈뇨, 절박뇨, 요실금, 야간뇨 등 하부요로 증상을 겸한 야뇨증을 비단일 증상성 야뇨증이라 하고 하부요로 증상 없이 야뇨증만 있는 단일 증상성 야뇨증보다 치료가 쉽지 않다고 말씀드렸습니다. 그러므로 하부요로 증상을 유발하는 과민성 방광은 뇌와 방광의 정상 대화를 방해하여 야뇨증을 잘 낫지 않게 하는 방광 자체의 원인일 수 있습니다.

• 부교감신경에 과민한 방광

방광을 수축하게 하는 신경은 부교감신경입니다. 과민성 방광은 음식, 피로, 스트레스 같은 원인들에 의해 방광에 분포되어 있는 부교감신경이 쉽게 우세해져 방광이 수축하는 질환입니다.

부교감신경에 과민한 방광이 표현하는 모습을 낮과 밤으로 나누어 살펴보면 다음과 같습니다.

◎ 낮 – 급박뇨

자율신경에서 긴장을 하면 교감신경이 우세해지고, 안정하면 부교감신경이 우세해진다고 했습니다. 교감신경이 우세하면 요의를 안 느끼게 되고, 부교감신경이 우세하면 방광이 수축하여 요의를 느낀다고도 했습니다. 그런데 시험 때 같이 조금만 긴장하면 요의를 느끼는 이유는 뭘까요? 긴장하면 교감신경이 흥분하고 교감신경이 흥분하면 요의를 안 느낀다는데 말이죠.

집중을 유지하려면 힘, 즉 에너지가 필요하고, 그 힘을 집중력이라 합니다. 그래서 아직 성장이 완성되지 않은 아이들은 집중을 유지할 수 있는 에너지가 부족해서 집중할 수 있는 시간이 짧은 것입니다.

집중은 또한 '각성과 긴장을 얼마나 유지할 수 있느냐?'이기도 합니다. 그러므로 집중력이 부족하면 긴장, 즉 교감신경의 우세를 유지할 힘이 달리게 되고 교감신경의 우세를 더 이상 유지하지 못하게 되는 순간 부교감신경의 우세로 바뀌게 됩니다. 그 결과, 부교감신경에 과민한 방광이 부교감신경의 급작스런 우세에 반응하여 방광이 수축되어 요의를 느끼는 증상이 급박뇨입니다.

아이들이 놀이에 빠져 있을 때는 교감신경이 우세하여 요의를 못 느낍니다. 그러다 놀이 시간이 길어져 지치면 집중력과 함께 긴장감도 떨어지면서 교감신경의 우세를 유지하지 못하고 부교감신경이 급격히 우세해집니다. 이때 부교감신경에 과민한 방광을 가진 아이들은 갑자기 급하게 요의를 느끼게 됩니다. 조금씩 팬티에 지리기도 하며 심하면 화장실로 가다가 그 사이를 참지 못하고 실수하기도 합니다.

◎ 밤 – 야간뇨 및 야뇨증

렘수면은 낮 동안에 일어난 일들을 대뇌피질에 저장하는 시간입니다. 평범한 기억을 대뇌피질에 저장할 때는 교감신경이 그리 우세하지 않으나 무서웠던 일을 회상하거나 저장할 때는 교감신경이 극도로 우세해집니다. 공포의 감정으로 교감신경이 우세한 후 공포의 감정이 지나가면 이어서 부교감신경이 우세해지는 상태가 따라옵니다. 그런 부교감신경의 우세에 반응하여 방광이 수축하려 할 때, 각성하여 깨서 소변을 보면 야간뇨, 각성을 못 한 상태에서 방광이 계속 수축하면 야뇨증이 되는 것입니다.

• **변비에 과민한 방광**

우리 몸에서 소변이 저장되는 곳은 방광, 대변이 저장되는 곳은 대장의 마지막 부분인 직장이며, 방광과 직장은 거리상 매우 가까이 위치하고 있습니다. 그런데 변비가 있을 경우 직장 내 대변이 가득 쌓이면서 직장의 부피가 늘어나게 되고, 늘어난 직장이 자연스럽게 방광을 누르게 되면서 방광을 자극하게 됩니다. 이때, 방광에 분포되어 있는 부교감신경이 '압박'이라는 물리적 자극을 방광에 소변이 차 있는 것으로 오인하여 방광 근육을 수축하면 소변이 나오게 되는 것입니다. 특히, 12세 이하의 어린이는 성인에 비해 직장과 방광의 거리가 더 가깝기 때문에 직장에 변이 가득할 경우 방광을 더 쉽게 자극해 밤에 소변을 실수하게 하는 경우가 있습니다.

유난히 과자를 좋아하고 물을 잘 마시지 않는 식습관 때문에 변비가 생기는 아이가 많습니다. 아이들이 좋아하는 음식인 우유, 치즈,

쌀밥, 빵, 과자와 바나나 등이 대변을 딱딱하게 하는 음식이며 이로 인해 직장에 가득 찬 대변이 방광을 눌러 야뇨증을 유발할 수 있습니다. 변비는 야뇨증 아이의 34%가 가지고 있는 증상입니다. 대변을 부드럽게 하는 음식인 야채와 과일, 잡곡 등으로 식생활을 개선하고 규칙적인 배변 습관을 가져야겠습니다.

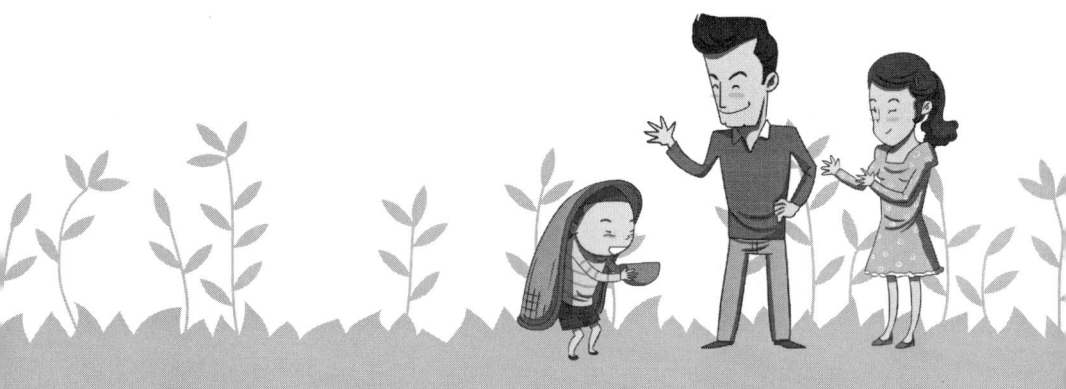

PART 04

한의학에서 본 야뇨증

오행(五行) 회로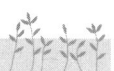

성경은 '태초에'로 시작하지만 한의학에서는 이 구절을 태극(太極)이라는 용어로 표현합니다. 태극이란 형체가 있는 유형(有形) 물체가 아니라 형체가 없는 무형(無形)의 기운으로, 절대 활동을 멈추지 않으면서 우주를 창조하고 생성하며 그 변화를 주관하는 생명력(生命力)이라 할 수 있습니다.

이 태극의 움직임을 정(靜)적인 움직임과 동(動)적인 움직임으로 나누어 표현한 것이 음(陰)과 양(陽)입니다. 음은 안으로 오그리는 수렴(收斂), 양은 밖으로 뻗는 발산(發散)의 성정(性情)을 가지고 있습니다.

태극을 크게는 음과 양, 둘로 나누어 보았지만 더 세분하여 다섯 가지 기운으로도 관찰할 수 있습니다. 양은 발산이 시작하는 상태인 목(木)과 왕성한 상태인 화(火)로, 음 역시 수렴이 시작하는 상태인 금(金)과 왕성한 상태인 수(水)로 나누어 관찰할 수 있습니다. 아울러 음에서 양으로 또 양에서 음으로 변화할 수 있는 에너지를 제공하는 기운을 토(土)라 하여, 이 목화토금수(木火土金水) 다섯 기운을 오행(五行)이라고 이름 지었습니다.

오행의 속성

오행의 속성을 알기 위해서는 봄, 여름, 가을, 겨울, 이 사계절의 기상을 이해하면 됩니다.

◎ 목(木) - 춘(春), 생(生)

봄에 햇살이 따스해지면서 땅 밑에서 살금살금 새싹이 올라오는 기운을 한의학에서는 승달(升達)이라 하여 오행 중 목(木)의 기운으로 보았습니다. 목의 올라가고 도달하려는 승달 기운을 가진 춘삼월(春三月)을 다른 말로 발진(發陳)이라 합니다. 발(發)은 발생할 발, 진(陳)은 묵을 진, 즉 묵은 데서 발생한다는 말입니다. 묵은 데서 발한다는 것은 갑자기 봄이 쑥 나오는 것이 아니라 지난 해 가을에 생명력을 거두고 겨울에는 생명력을 감추는 과정을 거쳐 비로소 봄이 나온다는 것입니다. 하늘과 땅 기운이 같이 살아납니다. 만물이 차차 발(發)해서 커 올라옵니다.

이때는 만물이 살금살금 생(生)합니다.

◎ 화(火) - 하(夏), 장(長)

여름의 뜨거운 더위에 왕성한 생명 활동의 기운을 한의학에서는 염상(炎上)이라 하여 오행 중 화(火)의 기운으로 보았습니다. 화의 활활 타오르는 염상(炎上) 기운을 가진 하삼월(夏三月)을 번수(蕃秀)라 합니다. 빼어날 번(蕃), 빼어날 수(秀), 빼어나고 빼어나니 생명력이 상당히 왕성합니다.

이때는 만물이 화(華)하고 실(實)하고 장(長) 합니다.

◎ 토(土) - 장하(長夏), 화(化)

여름과 가을 사이 음력 6월경, 낮이 긴 여름이라는 뜻의 장하(長夏)라는 계절이 있습니다. 여름이 '뜨겁다, 덥다' 하면 장하는 '찐다'고 할 수 있습니다. '찐다'는 습기를 가졌다는 의미입니다. 밥을 지을 때도 센 불로 솥 안에 열기를 가하다가 쌀이 익을 때쯤 불을 줄여 습기와 열기가 가득한 '푹푹 찌는' 뜸 들이는 과정을 거칩니다. 춘(春), 하(夏)를 지나 장하는 곡식이 익을 때입니다. 기온도 높고 후덥지근하니 습기가 많습니다. 아직 딱딱하지는 않지만 육질이 왕성하게 어리는 시기입니다. 이때쯤이면 논에 물이 적당히 흥건해야 합니다. 그렇지 않고 논에 물이 너무 많으면 벼가 시들어 버리고 물이 없으면 바싹 말라 버립니다. 이와 같이 장하에 질척한 습기를 머금은 유습(濡濕)한 기운을 오행 중 토(土)의 기운으로 보았습니다.

화(化)는 쌀이 밥으로 변하듯 변화한다는 의미입니다. 양(陽)의 계절인 춘하(春夏)에서 음(陰)의 계절인 추동(秋冬)으로 변화하는 데 유습한 영양을 공급해 힘을 제공하는 시기입니다.

◎ 금(金) – 추(秋), 수(收)

봄의 따뜻하고, 여름의 뜨겁고, 장하의 찌는 과정을 겪은 후 열매를 맺기 위해서는 습기 없는 건조하고 서늘한 기운이 필요합니다. 가을을 천고마비(天高馬肥)라 하여 하늘은 높고 말은 살찌는 계절이라 합니다. 하늘이 높다는 것은 습기가 없으니 하늘이 높아 보인다는 말이지 실제 하늘이 높아진다는 의미는 아닙니다. 에어컨의 냉방 원리가 습기를 제거하는 것이듯 후덥한 습기가 없어지면 서늘해집니다. 이와 같이 가을의 습기 없이 서늘한 기운을 조한(燥寒)이라 하여 오행 중 금(金)의 기운으로 보았습니다. 금의 조한 기운을 가진 추삼월(秋三月)을 용평(容平)이라 합니다. 용평은 용납함이 평평하다는 의미입니다. 더운 계절에서 추운 계절로의 변화를 용납하는 것이 빠르지 않고 완만하다는 의미입니다.

수(收)는 봄, 여름에 무성히 자라다가 가을이 되어 서늘한 기운이 다가오면 후덥지근하던 습기가 제거되면서 곡식의 내용물이 딱딱하게 거둬지는 것입니다.

◎ 수(水) – 동(冬), 장(藏)

겨울에 땅 위에서의 생명 활동을 접고 다음 해에 사용할 영양을 땅 밑으로 간직하는 기운을 윤하(潤下)라 하여 한의학에서는 오행 중 수(水)의 기운으로 보았습니다. 수의 윤택하고 아래로 내려가는 윤하의 기운을 가진 동삼월(冬三月)을 폐장(閉藏)이라 합니다. 이제 문을 닫고 저장한다는 의미입니다.

생명력을 가을부터 차츰 거두어 겨울에 뿌리에 단단히 저장(藏)합니다. 그래야 다음해 봄이 되어 싹이 올라올 수 있습니다.

오장(五藏) 기능

한의학에서는 인간과 자연을 대립의 관계가 아니라 일체(一體)의 관계라는 천인합일(天人合一)의 관점으로 관찰하였습니다. 그런 관점으로 보면 사람 또한 우주와 같은 생명력을 품었으므로 우주 생명력의 표현 방식인 음양오행으로 설명할 수 있습니다. 목화토금수(木火土金水) 오행을 인체에 적용한 명칭인 간심비폐신(肝心脾肺腎) 오장은 오행의 속성을 그대로 간직하고 있습니다.

한의학의 최고 경전인 황제내경(皇帝內經)에는 인체의 12장기를 그 당시의 관직으로 비유해서 설명한 구절이 있습니다. 그 중 오장만 간

추려 소개합니다.

◎ 심자(心者)는 군주지관(君主之官也)이니 신명(神明)이 출언(出焉)이오.
심은 군주의 관직으로 그에게서는 신명이 나옵니다. 군주란 임금, 대통령을 의미합니다. 그렇다면 신명이란 현명한 군주가 펼치는 밝은 정치라 하겠습니다.

◎ 폐자(肺者)는 상부지관(相傅之官也)이니 치절(治節)이 출언(出焉)이오.
폐는 상부의 관직으로 그에게서는 치절이 나옵니다. 상부는 정승, 국무총리를 의미합니다. 마치 임금 밑에서 국무총리가 포령(布令)하는 것과 같습니다. 포령하므로 널리 퍼뜨리는 선포(宣布)하는 기운이 많습니다. 치절이라는 것은 미관말직(微官末職), 백성에게까지 모두 통하는 것입니다. 임금이 직접 다스리는 게 아니라 요즘 장관에 해당하는 육판(六判)이 올리면 국무회의 격인 삼정승(三政丞 영의정, 좌의정, 우의정)이 심사한 뒤 임금이 결정을 내립니다. 그러면 이 법을 시행하는데 백성들에게 민폐가 있지는 않겠나를 보는 것도 치절입니다.

◎ 간자(肝者)는 장군지관(將軍之官也)이니 모려(謀慮)가 출언(出焉)이오.
간은 장군의 관직으로 그에게서는 모려가 나옵니다. 장군은 무관(武官)을 대표하는 국방부장관을 의미합니다. 장군은 전쟁에 나가기 전, 우리 군대가 무기는 어떻고 식량은 어떻고 사기는 어떻고 한데 적군은 또 어떠어떠하니 어떻게 해야겠다는 작전을 짜야 합니다. 이 작전이 모려입니다. 꼭 전쟁에서만이 아니라 정치, 군사, 행정 모든 면에서 계획을 짜고 왕성히 활동하는 것이 모려입니다.

◎ 비위자(脾胃者)는 창름지관(倉廩之官)이니 오미(五味)가 출언(出焉)이오.

비위는 창름의 관직으로 그에게서는 오미가 나옵니다. 창름이라 하면 창고입니다. 창름지관은 요즘으로 말하면 조달청장 정도에 해당합니다. 요즘은 물건에 따라 보관하는 창고가 각각 따로 있으나 예전에는 창고 안에 모든 게 다 들어 있었습니다. 오미는 산고감신함(酸苦甘辛鹹)의 다섯 가지 맛을 말하며 모든 물건을 의미합니다. 창고에 오미가 들어가기도 하고 나오기도 합니다.

◎ 신자(腎者)는 작강지관(作强之官)이니 기교(伎巧)가 출언(出焉)이오.

신은 작강의 관직으로 그에게서 기교가 나옵니다. 작강은 자물쇠를 의미합니다. 작강지관은 요즘으로 말하면 내무부(안전행정부) 장관으로 군주인 대통령의 명령인 신명을 한 치의 오차도 없이 실제로 수행하는 자리입니다. 신의 기능은 열쇠로 자물쇠를 여는 것에 비유됩니다. 손가락 하나 움직이는 것도 기교입니다. 손가락을 움직일 필요가 있을 때 심이 뇌에 연락해서 척추를 통해 손가락을 움직이는 말초신경으로 가서 신이 열쇠를 열어 주면 손가락이 구부려지기도 하고 펴지기도 합니다. 마찬가지로 방광에 소변이 차면 심이 뇌에 연락해서 척추를 통해 자율신경을 거쳐 방광으로 가서 신이 열쇠를 열어 주면 소변이 나옵니다.

모든 조직과 장기가 신이 가서 자물쇠를 열어 줘야 제 기능을 발휘합니다.

신(腎) 기능과 야뇨증

같은 콩팥 신(腎) 자를 사용하면서 그 뒤에 장기 장(臟) 자가 붙느냐 안 붙느냐에 따라 그 의미가 많이 달라집니다. 신장(腎臟) 기능이란 'kidney'의 기능을 의미하며, 혈액을 걸러 쓸 만한 것은 다시 사용하고 쓸모없는 것은 소변의 형태로 방광으로 보내는 기능입니다. 즉 우리 몸의 혈액을 'Filtering(여과)'하는 기능을 의미합니다.

이와 달리 한의학에서는 신(腎) 기능이라는 용어를 사용합니다. 위의 오장 기능에서 신 기능이란 자물쇠의 기능을 의미한다고 했습니다. 자물쇠란 중요한 물건을 잘 보관하다 필요할 때 열고 필요 없을 때는 잠가 놓는 역할을 합니다. 이렇게 들어오고 나가는 것을 출납(出納)이라고 표현합니다. 돈이 나가고 들어온 내역을 적어 놓은 장부를 금전출납부(金錢出納簿)라고 하듯이 말입니다.

납이지만 물건을 한창 '창고에 들여놓고 있는 중'인 그런 납은 아닙니다. 그런 납은 폐 기능의 치절입니다. 신 기능의 납은 물건을 다 들여놓은 후 자물쇠를 잠그기 직전부터입니다.

또한 출이지만 물건을 본격적으로 '내보내고 있는 중'인 그런 출은 아닙니다. 물건을 내보내도 좋다는 주인의 허락을 받고 자물쇠를 열어 물건을 내보내기 직전까지가 신 기능이 하는 출입니다. 본격적으로 물건이 나가기 시작하는 출은 간(肝) 기능에서 이루어지는 모려(謀慮)입니다.

숨을 다 들이쉬고 내쉬려 하기 직전, 음식이 위로 다 들어왔다 장으로 나가기 직전, 눈을 꼭 감았다가 뜨려고 하기 직전, 태아가 엄마에게서 영양분 받는 것을 멈추고 막 출산하기 직전, 주먹을 꽉 쥐었다 막 펴려하기 직전, 소변이 방광에 다 모인 후 막 나오기 직전, 대변이 장에 꽉 찬 후 나오기 직전이 신 기능의 납이요, 출입니다.

이런 관점에서 소변이 방광에 모였다가 나오는 것을 한의학의 오장 기능으로 표현해 보면 다음과 같습니다.

소변이 방광에 모이는 것은 폐(肺) 기능, 방광에 소변이 찬 후 요의를 느끼고 나오기 직전까지는 신(腎) 기능, 소변이 나오기 시작하는 것은 간(肝) 기능, 세차게 나오는 것은 심(心) 기능, 소변이 거의 나와 소변 줄기가 약해지는 것은 폐(肺) 기능, 다 누고 소변이 나오는 것이 완전히 멈추는 것은 신(腎) 기능입니다.

야뇨증은 방광이라는 창고에서 주인의 허락도 없이 자물쇠가 열려 소변이라는 물건이 제멋대로 나가는 것이 문제이지 소변이라는 물건 자체는 아무 문제가 없는 질환입니다. 그러므로 야뇨증은 소변의 성분에 문제가 있는 신장 기능의 이상이 아니라 제 때에 열고 닫지 못하는 신 기능의 이상입니다.

오행(五行) 회로

인체는 유기체(有機體)입니다. 유기체는 많은 부분이 일정한 목적 아래 통일, 조직되어 각 부분과 전체가 필연적 관계를 가지고 있습니다. 인체는 유기체로서 목화토금수 다섯 가지 부분으로 나눌 수 있으며 오행 각 부분은 서로 밀접하게 연관되어 생명 유지라는 목적 하에 함께 움직이게 됩니다. 그 움직임을 편의상 '오행 회로'라 표현하였습니다.

전체 속에서 오행 각 부분의 역할을 이해하기 쉽게 설명하면 다음과 같습니다.

멀리 떨어져 있는 화(火)라는 주인과 수(水)라는 하인이 있습니다. 두 사람의 대화를 도와주는 연락책 두 명이 있습니다. 주인에게 하인의 보고를 전달하는 연락책인 보고전령을 목(木), 주인의 명령을 하인에게 전달하는 연락책인 명령전령을 금(金), 그리고 화수목금 네 사람 모두에게 밥을 해 주는 요리사를 토(土)라고 합시다. 모두 다섯 명으로 목화토금수 오행(五行)입니다.

주인은 오행상 화(火)로 군주지관(君主之官)입니다. 군주지관은 신명(神明)을 출합니다. 하인에게서 보고받은 상황을 정확히 판단하고 합당한 명령을 내립니다. 합당한 명령이 신명입니다.

먼 길 떠나는 전령에게 밥을 해 주는 요리사는 오행상 토(土)로 창름지관(倉廩之官)입니다. 창름지관은 오미(五味)를 출합니다. 요리사는 목(木), 금(金)만 먹이는 것이 아니라 다른 사람들 수(水), 화(火)가 먹을 밥도 함께 싸 줍니다. 밥이 오미(五味)입니다.

명령전령은 오행상 금(金)으로 상부지관(相傅之官)입니다. 상부지관은 치절(治節)을 출합니다. 주인의 명령인 신명을 하인인 수(水)에게 잘 전달하는 것이 치절입니다.

하인은 오행상 수(水)로 작강지관(作强之官)이니 기교(伎巧)를 출합니다. 주인의 명령대로 실행하는 것이 기교입니다.

하인이 현재 상황을 전령을 통해 주인에게 보고합니다. 보고를 맡은 전령은 오행상 목(木)으로 장군지관(將軍之官)입니다. 장군지관은 모려(謨慮)를 출(出)합니다. 주인에게 보고를 제대로 잘 전달하는 것이 모려입니다.

이와 같이 '수→목→화→토→금→수'로 이루어진 회로가 오행 회로입니다.

오행 회로는 대변 마려울 때, 소변 마려울 때, 출산할 때, 호흡할 때, 몸을 굽혔다 펴는 활동을 할 때 등 모든 인체 활동에 공통으로 작동하는 회로입니다. 기능과 명칭이야 어떻든 그 역할을 맡은 조직은 분명히 있을 것이고, 각각의 역할에 오행을 배치하여 소속시키면 오행 회로가 완성됩니다. 요의를 느끼고 배설하는 과정도 오행 회로로 설명할 수 있습니다. 방광에 소변이 찬 것을 뇌에 보고하는 자율신경이 목(木)입니다. 보고를 받고 명령을 내리는 뇌가 화(火)입니다. 뇌의 명령을 방광에 전달하는 자율신경이 금(金)입니다. 그 명령에 따라 방광을 수축하여 소변을 내보내거나 이완하여 소변을 참는 방광이 수(水)입니다. 뇌, 자율신경, 방광 모두에 영양분을 공급하는 혈액이 토(土)입니다.

오장과 정신 활동

한의학에서는 사람의 영(靈)적인 활동을 표현하는 오신(五神), 즉 혼신의백지(魂神意魄志)를 오행에 배치하여 소속, 즉 배속(配屬)하였습니다. 이는 오행이 인간의 육체적인 기능뿐만 아니라 정신적인 기능까지 포괄하는 광범위한 개념이라는 것을 의미합니다.

오행의 인체내 표현인 오장(五藏)과 오신의 배속 내용을 알아보겠습니다.

◎ 심장신(心藏神)

마음(心)이 신(神)을 간직한다(藏)는 것은 마음이 흐트러지거나 욕심을 내지 않고 중심을 갖고 정신을 차린다는 의미로 보면 됩니다. 그리하여 마음이 정신을 차리면 내 마음이 오장을 잘 부리게 될 것입니다. 부린다는 것이 "이렇게 해라 저렇게 해라!" 하면서 억지로 시키는 것이 아니라 자연스럽게 따르게 한다는 것입니다. 순리대로 되는 것입니다. 아무 생각 없이 정신만 차리고 있으면 우리 몸은 모든 것이 제 스스로 알아서 정상 활동을 다 하게 되어 있습니다.

소변보는 것도 그렇습니다. 맑은 정신만 가지고 있으면 오행 회로가 저절로 정상 작동하여 소변을 참아야 할 때는 참고 보아야 할 때는 봅니다. 정신이 맑지 않고 탁하기 때문에 밤에 소변을 실수하는 것입니다.

◎ 비장의(脾藏意)

의(意)라는 글자를 세분해 보면 설 립(立), 말할 왈(曰), 마음 심(心)으로 나눌 수 있습니다. 즉 마음(心)이 선(立) 것을 가로되(曰) 의(意)라 하는 것입니다.

비(脾)는 오행상 토(土)로 유습(濡濕)의 성정(性情)을 가지고 있으면서 나머지 오행에 영양을 공급하는 역할을 합니다. 배가 불러야 뭔가를 세우려는 마음인 의욕이 생기지 배고프면 의욕이 안 생깁니다. 그러므로 마음이 제대로 서려면 기본적으로 영양이 충족되어야 합니다. 아이도 뇌에 영양이 충분치 않아 뇌에너지가 부족하면 소변을 가리려는 의욕이 안 생깁니다.

◎ 신장지(腎藏志)

지(志) 자도 세분해 보겠습니다. 선비(士) 밑에 마음(心)입니다. 선비는 고고하고 청렴해서 흑백시비(黑白是非), 즉 옳고 그름을 잘 가리는 사람입니다. 일상에서 의(意)와 지(志)는 붙어서 의지(意志)라는 용어로 사용됩니다. 이는 의 단계를 거쳐야 지 단계에 이를 수 있으며, 의와 지는 분리해서 생각할 수 없다는 것을 의미합니다. 목표 달성이라는 의가 생긴 후에 그 목표 달성을 위해서 마음이 옳고 그른 행동을 가려 실천에 옮기는 것이 지의 단계입니다.

야뇨증에서도 마찬가지입니다. 초등학생인데도 소변을 실수하는 것을 당연시하는 아이는 없을 것입니다. 아이가 실수 안 하고 싶다는 생각이 드는 것은 의의 단계입니다. 자기보다 먼저 소변을 가리는 동생 앞에서 창피한 줄도 모르는 아이는 의의 단계에도 못 미친 아이입니다.

의의 단계까지는 왔는데 지의 단계로 발전 못하는 아이도 있습니다. 밤에 실수를 안 하기 위해서 자신이 스스로 지켜야 할 사항들(예를 들어, 저녁 식사 이후에 물이나 음식 안 먹기, 일찍 자기, 게임 많이 안 하기 등)을 지키지 못하는 아이들은 의의 단계까지는 왔지만 지의 단계로는 이르지 못한 아이입니다.

지의 궁극적인 목표는 배뇨를 해야 할 때와 하지 말아야 할 때의 흑백을 분명히 가리는 것입니다. 야뇨증은 그렇지 못한 병입니다.

◎ 간장혼(肝藏魂)과 폐장백(肺藏魄)

동양에서는 인간에게 '혼(魂)'과 '백(魄)'의 두 가지 영혼이 깃들어 있다고 생각했습니다. 양(陽)의 바깥으로 흩어지는 발산(發散) 기운을 많이 가져 인간의 육체를 벗어나 정신 활동을 관장하는 것을 혼(魂)이라 하였으며, 음(陰)의 안으로 모이는 수렴(收斂) 기운을 많이 가져 주로 인간의 육체 활동을 관장하는 것을 백(魄)이라 하였습니다. 사람이 죽으면 혼은 하늘로, 백은 육체와 함께 땅으로 돌아갑니다. 즉 혼은 위로, 백은 아래로 향합니다.

이와 같은 혼백의 상하(上下) 개념을 오장(五藏)의 상하 개념과 비교해 보면, 신(腎)의 상황을 위에 있는 심(心)에 보고하는 전달자의 역할을 하는 간(肝)은 혼에, 심(心)의 명령을 아래에 있는 신(腎)에 전달하는 역할을 하는 폐(肺)는 백에 연관지을 수 있겠습니다.

영양이 충분하여 모든 조직이 제 기능을 수행할 준비가 되어 있는 상태에서(土, 脾, 意) 어떤 상황이 생겨 그 상황을 최고 결정기관인 뇌에 보고하고(木, 肝, 魂) 그 상황에 맞는 적절한 조치가 뇌에서 결정되고(火, 心, 神) 그 결정을 수행하기 위해 명령이 전달되고(金, 肺, 魄) 실제 그 명령이 실행되는 것(水, 腎, 志)이 한 회로입니다. 오장, 오신, 용어만 바뀌었지 모두 오행 회로입니다.

기화(氣化)와 배뇨

'방광자(膀胱者)는 주도지관(州都之官)이니 진액(津液)을 장언(藏焉)이오. 기화즉능출의(氣化則能出矣)니이다.'

방광은 주도의 관직으로 진액을 감추고 있다가 기화하면 내보낸다는 뜻입니다. 역시 황제내경(皇帝內經)에 나오는 방광의 기능과 배뇨의 기전에 대한 설명입니다.

주도지관(州都之官)은 요즘으로 말하면 시장 혹은 도지사입니다. 한 나라의 정치, 문화, 경제 등의 중심 도시를 수도(首都)라 하듯 한 주(州)의 중심 도시는 주도(州都)라 합니다. 자그마한 냇물들이 모여들어 큰 강을 이루는 것과 같이 주도에는 주의 여러 도시에서 생산된 좋은 물건들이 모입니다. 그 좋은 물건들을 인체에서는 진액(津液)이라 합니다. 주도지관이 좋은 물건인 진액을 보관하고 있다가 온 나라, 온 백성이 필요로 하면 그때그때 내놓습니다.

기화즉능출(氣化則能出), 보관하고 있던 진액을 내놓을 때 기화해야 능히 출합니다. 기화라는 것은 방광만의 기운이 아니라 오장육부 전체의 기운이 화(化)한 것입니다. 방광 혼자만 기운쓴다고 소변이 나오는 것이 아닙니다. 오장육부 전체의 기운이 다 작용해서 소변을 내보내려고 힘을 쓰고 있는 기화의 상태에서 군주지관(君主之官)인 심(心)이 허락을 하여 작강지관(作强之官)인 신(腎)이 자물쇠를 열어 주면 소변이 비로소 나오는 것(能出)입니다. 이와 같이 소변은 오장육부의 기운이 모두 작용하여 나오는 것입니다.

정기신(精氣神)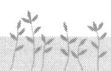

한의학에서는 인체의 구성 요소를 정기신(精氣神)으로 보았습니다. 인체의 물질적 기초는 정(精)으로, 기(氣)는 정을 움직이게 하는 동력으로, 신(神)은 정과 기의 움직임을 주관하는 주재자로 삼자(三者)의 관계를 설정하여 인체의 기능과 현상을 설명하였습니다.

손가락을 예로 들어 정기신을 이해할 수 있습니다. 손가락에 물질적인 영양을 공급하는 것은 우리가 먹은 음식을 소화하여 최종적으로 만들어진 영양 물질인 정입니다. 그 손가락을 굽혔다 폈다 움직이게 하는 힘은 기이고, 손가락이 여러 가지 감각을 느끼고 어떻게 움직일까 결정하는 것은 신의 작용입니다.

여기서 주의할 점은 정, 기, 신을 따로 보지 말아야 한다는 것입니다. 정기신은 항상 합쳐서 활동하고, 그렇게 합쳐져서 움직이는 것이 다름 아닌 생명력인 것입니다. 정 한 글자만 쓰여 있더라도 반드시 기와 신이 합쳐진 정기신을 의미하는 것입니다.

정(精)과 신(腎)

우리가 정(精)을 만드는 재료는 먹는 음식과 호흡하는 공기밖에 없습니다. 음식이 위장에서 소화되어 만들어진 영양분은 작은 구멍인 공규(孔竅)를 통하여 우리 몸의 조직으로 새어 들어갑니다. 새어 들어간 영양분은 거기서 그대로 있는 것이 아니고 자꾸자꾸 변화합니다. 그리하여 이 조직에 가면 이것으로 변하고 또 저 조직에 가면 저것으로 변하는 변화가 자꾸 일어납니다. 그렇게 만들어진 영양분과 바깥에서 들어 온 산소가 결합하게 되면 혈(血)이 됩니다. 혈도 가만히 있지 않고 전신을 돌면서 영양분을 배분도 하고 찌꺼기를 거두어들이기도 합니다. 그러면서 그 혈 중에서도 좋은 것으로 변한 정(精)을 자꾸자꾸 모아서 조직 곳곳에 저장합니다. 정이 있는 모든 곳을 신(腎)이라 합니다. 그러므로 신(腎)은 신장(腎臟)이 아니라 인체의 모든 곳을 의미합니다. 이목구비(耳目口鼻) 각각에도 정이 있는 곳은 신(腎)이요, 오장에도, 피혈육근골(皮血肉筋骨)에도 정이 있는 곳은 모두 신(腎)입니다. 인체에서 정이 없는 곳은 없지만 다른 곳보다 정이 더 많은 곳은 모두 신(腎)의 특성을 가지고 있습니다.

겨울을 감추는 계절, 즉 장(藏)하는 계절이라 하는데 정을 사용하지는 않고 신에 감추고만 있으면 아무런 의미가 없습니다. 신장정(腎藏精), 언제든지 장(藏)해 있는 거기가 열리면서 정이 나와 사용되어야 합니다. 생각할 때도 쓰고 일할 때도 쓰고, 어떤 활동이든 할 때는 신에서 정을 가져다 씁니다.

열린다고 아무 때나 열리면 안 됩니다. 제 때에 열리고 제 때에 닫히는, '신자(腎者) 작강지관(作强之官) 기교(伎巧) 출언(出焉)'이 신(腎)이 하는 역할입니다.

정(精)과 뇌(腦)

'정위신본충뇌음(精爲身本充腦陰) 부시주재재호심(敷施主宰在乎心).'
정(精)은 신체의 근본으로 뇌음(腦陰)을 충만케 하며, 이 정을 펼치고 베풀고 시달하며 주재함은 마음에 있다는 뜻입니다. 뇌에만 정이 있는 것이 아니고 우리 몸의 모든 조직체에 정기신(精氣神)이 다 있는데, 뇌에 정이 충만해 있다는 글귀는 뇌에 정이 유독 많이 간직되어 있다는 말입니다. 그런데 베풀고 주재하는 것은 마음(心)에 있습니다. 마음이 작동해 주지 않으면 뇌에 있는 정이 필요할 때 사용되지 않습니다.

'뇌기통어심(腦氣通於心)'이라는 말도 있습니다. 뇌의 기운은 마음에 통해 있다는 말로 역시 마음이 움직여야 뇌가 활동한다는 의미입니다. 이와 같이 정은 우리 몸의 영양의 근본으로 뇌에 많이 있으며, 마음이 움직여야 비로소 사용할 수 있습니다.

뇌와 마음의 관계를 전등을 예를 들어 살펴보면 전구는 뇌에, 스위치는 마음에 해당할 것입니다. 스위치를 누르면 전기가 전선을 타고 흘러가서 전구에 불이 켜져서 밝아집니다. 양의학에서는 이 전구의 밝음을 더 중시하지만, 한의학에서는 스위치를 더 중요시 여깁니다. 마음이 가서 자극을 주어야 불이 켜지지 전구만 있다고 해서 불이 켜지는 것이 아닙니다.

그렇기 때문에 우리가 조루증 환자나 몽정이나 정이 새는 유정(遺精) 환자를 치료할 때 전구인 정만 봐서는 안 됩니다. 스위치인 마음이 근본 문제이기 때문입니다. 요즘 사람들은 스트레스에 시달리니 마음이 편하지 않고 초조한 경우가 많습니다. 전부 다 노심초사합니다. 마음이 이러하여 스위치가 on/off를 반복하니 전선에 전기가 잘 안 통하여 전구가 켜졌다 꺼졌다 합니다.

마음이 쉴 수 있도록 가만히 좀 내버려 둬야 합니다. 그래야 신장정

(腎藏精)이 될 것이 아니겠습니까? 옛날에는 먹는 것이 부실해서 정이 허하다 할 수 있겠지만 요즈음은 얼마나 잘 먹습니까? 그렇게 잘 챙겨 먹는데도 왜 허약합니까? 바로 마음에 문제가 있기 때문입니다.

정(精)과 야뇨증

오장육부가 모두 활동을 하여 생산한 순도 높은 영양 물질인 정(精)은 인체 구석구석에서 있어야 할 곳에 자리 잡고 있습니다. 정이 있는 곳을 모두 신(腎)이라고 하니, 정이 가장 충만한 곳인 뇌(腦)도 명칭은 다르지만 신(腎)의 일종입니다.

신이 정을 잘 간직하고 있다는 것은 정이 오장육부에 충만하다는 것과 같은 의미이며, 오장육부에 정이 충만해야 오장육부가 활동을 제대로 할 수 있습니다. 또한 오장육부가 활동을 잘해야 정이 잘 만들어지므로 오장육부가 제 역할을 하지 못하면 정이 부족하여 신도 같이 허(虛)해 집니다. 이와 같이 정과 오장육부와 신은 상호 밀접한 관계를 가지고 있습니다.

뇌와 방광의 대화 채널은 대략 2~3세 때 완성됩니다. 이 시기에 아이의 마음이 평화로워야 뇌에 정이 충만해집니다. 뇌에 정이 충만해야 정이 가야할 곳에 잘 가며, 정이 잘 가야 정이 있는 곳에서 '작강지관(作强之官) 기교(伎巧) 출언(出焉)'이라는 오장육부의 열고 닫는 기능을 제대로 할 수 있습니다. 다시 말해 마음이 편해야 뇌와 오장육부의 대화 채널이 완성된다는 뜻입니다. 그러나 이런저런 이유로 아이의 마음이 편하지 못해 뇌와 방광의 대화 채널이 완성되지 못하여 그 결과, 수면 중에 방광이 닫혀야 할 때 열려 실수를 하는 것이 야뇨증입니다.

한의학에서 본 야뇨증의 원인

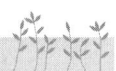

밤에 방광에 소변이 차면 무의식적으로 참다가 못 참겠으면 깨는 뇌와 방광의 대화 채널은 엄마 뱃속에서부터 발달되기 시작하여 신생아기를 거쳐 2~3세의 유아기에 대부분 완성됩니다.

뇌와 방광의 대화 채널이 완성되는 나이인 3세까지의 발달에는 유전적 요인과 임신 시 상황, 태어나서 부모나 형제와의 관계에서 오는 심리적 요인이 영향을 준다고 볼 수 있습니다. 한의학에서는 임신 시 상황을 '시월양태(十月養胎)'로, 부모나 형제와의 관계에서 오는 심리적 요인을 '칠정(七情)'으로 설명하였습니다.

시월양태(十月養胎)

'회태시월음양족(懷胎十月陰陽足) 춘시동종조화성(春始冬終造化成)'이라는 구절이 있습니다. 임신 후 열 달이면 태아의 음양(陰陽)이 충족하는데, 봄에 생(生)하는 것으로 시작해서 여름 장(長), 가을 수(收)를 거쳐 겨울에 장(藏)하는 생장수장(生長收藏)을 마쳐 마침내 조화가 이루어진다는 뜻입니다.

시월양태(十月養胎)에 따르면 임신 10달 동안 엄마는 12경맥(經脈)이라는 연결 통로를 통하여 태아에게 영양을 공급하며, 각각의 개월에 따라 태아를 주로 양육하는 경맥이 있습니다. 어느 특정 개월 수에 제한받지 않고 10달 내내 태아에게 영양을 공급하는 수태양소장경(手太陽小腸經)과 정기신(精氣神)을 공급하는 수궐음심포경(手厥陰心包經)도 있으나, 나머지 10개 경맥은 그 달에 해당하는 엄마의 경맥이 태아의 해당 조직을 만듭니다. 예를 들어, 임신 첫 달에는 엄마의 족궐음간경맥(足厥陰肝經脈)을 통해 태아에게 영양분이 공급되어 태아의 간장, 근육, 신경, 혈관 등의 간 기능 계통에 속한 조직을 만들기 시작합니다. 마찬가지로 다른 달에도 하나의 경맥이 작용하여 해당되는 조직이 만들어지기 시작합니다.

태아의 개월 수에 따라 작용하는 경맥을 표로 만들어 보면 다음과 같습니다.

개월	경맥(經脈)	오행(五行)
一月	족궐음간경(足厥陰肝經)	목(木)
二月	족소양담경(足少陽膽經)	
三月	수소음심경(手少陰心經)	화(火)
四月	수소양삼초경(手少陽三焦經)	
五月	족태음비경(足太陰脾經)	토(土)
六月	족양명위경(足陽明胃經)	
七月	수태음폐경(手太陰肺經)	금(金)
八月	수양명대장경(手陽明大腸經)	
九月	족소음신경(足少陰腎經)	수(水)
十月	족태양방광경(足太陽膀胱經)	

12경맥 중 그 운행 경로가 뇌와 신(腎), 뇌와 방광을 포함하는 경맥은 족소음신경(足少陰腎經)과 족태양방광경(足太陽膀胱經)으로, 임신 말기인 9, 10개월에 만들어집니다.

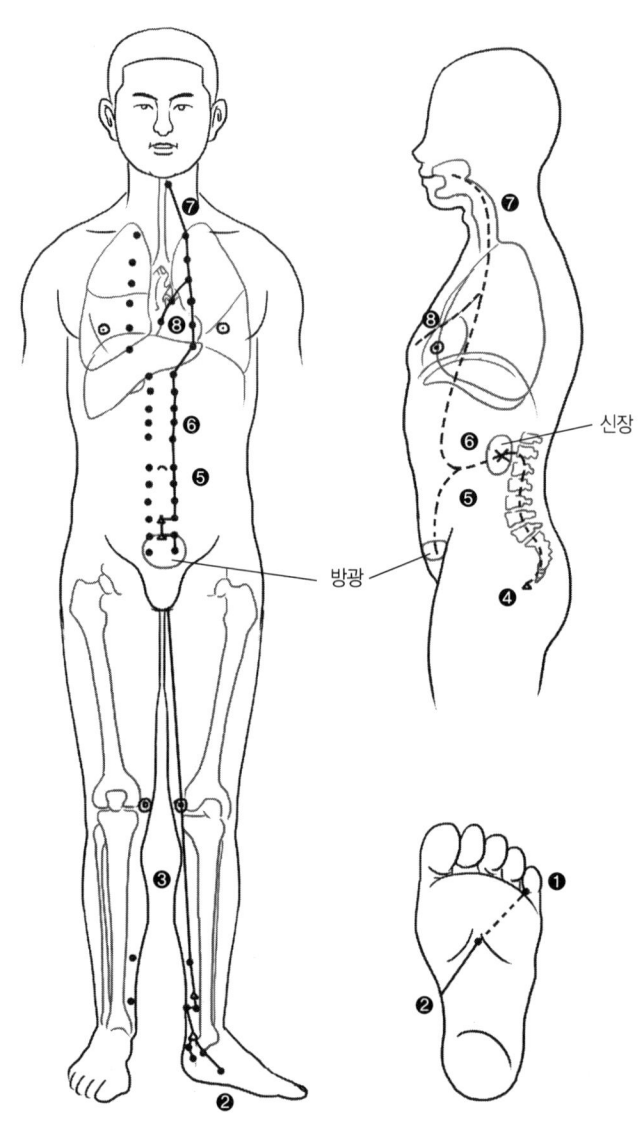

▲ 족소음신경(번호는 경맥이 시작해서 끝나기 까지의 흐름)

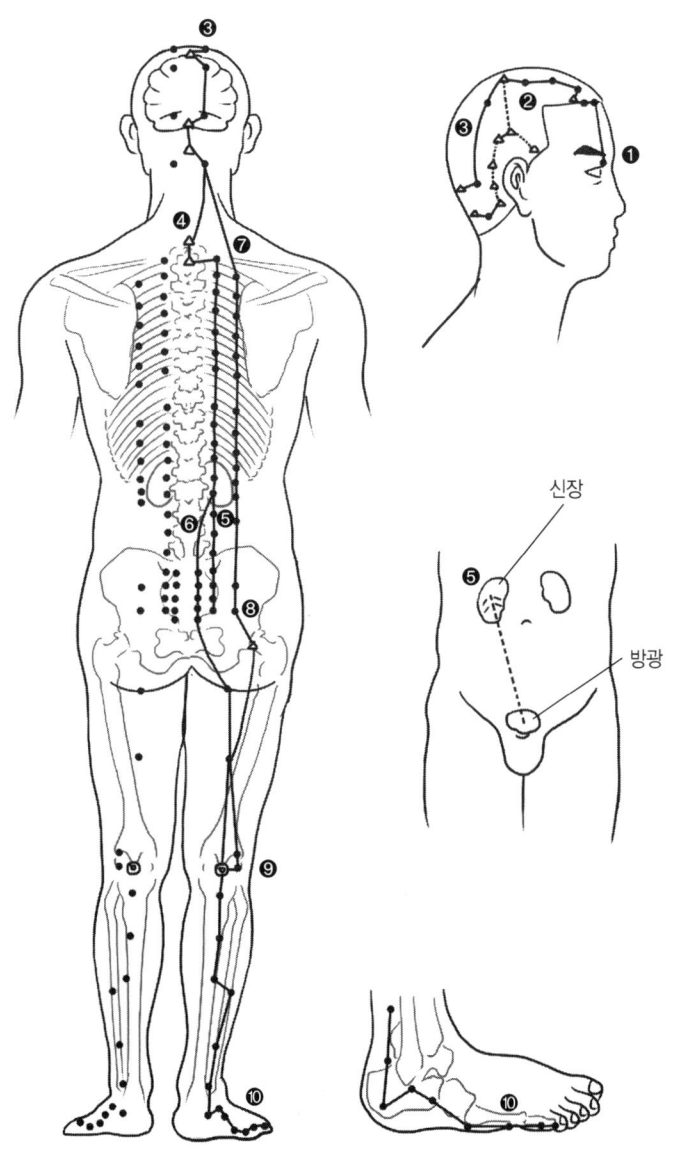

▲ 족태양방광경(번호는 경맥이 시작해서 끝나기 까지의 흐름)

PART 4 한의학에서 본 야뇨증

봄이 봄다워야 여름이 여름답고, 여름이 여름다워야 가을이 가을답습니다. 봄답지 않게 쌀쌀한 날씨에 덜 자란 새싹이 여름이 왔다고 저절로 나뭇잎이 무성해지지 않으며, 가을에 저절로 열매가 실해지지 않습니다. 마찬가지로 임신 초기와 중기의 상황이 말기에도 영향을 미칩니다. 임신 중 어느 기간에 엄마의 피로나 스트레스 등의 영향으로 태아가 영양을 덜 받으면 말기에 태아의 족소음신경과 족태양방광경이 잘 성숙하지 않아 뇌와 방광의 대화 채널이 미숙한 상태로 태어나게 되어 야뇨증의 선천적 원인이 됩니다.

칠정(七情)

한의학에서는 생명력이 부족하거나 어느 한 곳으로 치우침 없이 온 몸에 꽉 차 있을 때를 가장 이상적인 상태로 봅니다. 우리의 생명력을 부족하거나 치우치게 하는 원인에는 유전, 외상, 음식, 기후, 과로, 스트레스 등이 있습니다. 그 중에서도 스트레스로 인한 감정의 변화는 생명력을 한쪽으로 치우치게 하고 부족하게 하는 데 매우 큰 영향을 줍니다.

스트레스라고 하면 인간 관계에서 생기는 정신적 억압이나 긴장을 총칭하는 의미로, 한의학에서는 이를 기쁨, 화남, 우울함, 생각 많음, 슬픔, 놀람, 공포, 즉 희노우사비경공(喜怒憂思悲驚恐)의 일곱 가지 감정인 칠정(七情)이라 하였습니다.

칠정(七情)이 어떻게 인체의 생명력에 영향을 줄까요? 사람도 천기우주(天氣宇宙)의 모습같이 마음이 청정광명(淸淨光明)하여 맑으면 칠

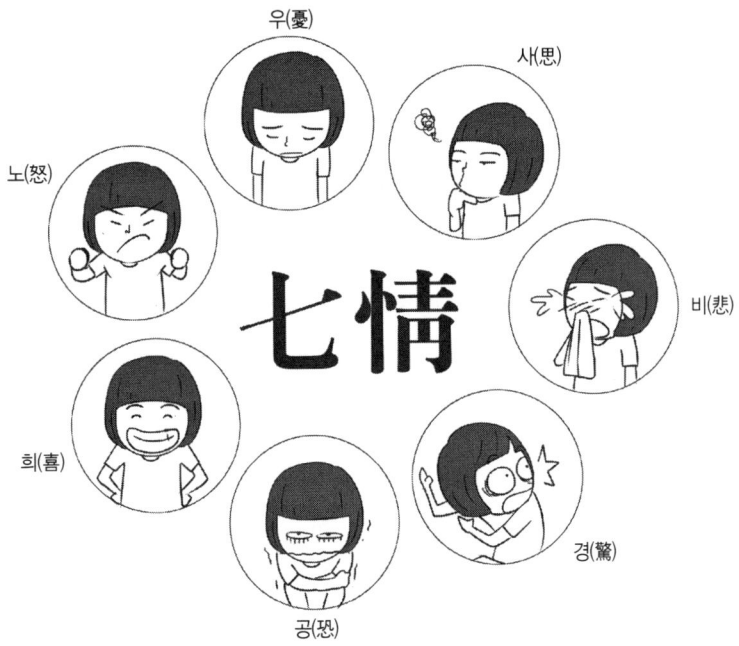

정이 안 생겨 생명력이 치우치거나 부족함이 없을 것입니다. 혹 감정에 치우쳐 칠정이 생긴다 하여도 얼마 후에는 사라져야 하는데 마음이 칠정에 꽉 사로잡혀 있으면 생명력의 부족함이나 치우침이 시간이 가도 회복이 안 됩니다. 이것이 한의학의 이론이고 원리입니다.

가령 폭우가 내린다고 합시다. 내린 빗물은 어느 정도 시간이 지나면 땅에 전부 다 스며들 것입니다. 보통은 스며들지만 지면이 움푹 패인 부위에는 물이 고이기도 할 것입니다. 이렇게 웅덩이에 물이 고여 있을 때는 물이 땅의 숨구멍을 막아서 땅이 숨을 덜 쉽니다. 이럴 때 웅덩이의 물을 인위적으로 퍼내지 않아도 태양이 웅덩이를 자꾸 쬐면 물이 증발하면서 땅이 뽀송뽀송해지고 이내 땅이 쩍쩍 갈라지면서 숨을 쉬게 됩니다. 누가 물을 퍼 주고 땅을 갈아 엎어 주지 않아도 자연히 회복이 되는 것입니다.

그런데 우리는 왜 자연 치료가 안 됩니까? 꼭 병원에 가서 끌어내고 잘라내고 해야 하는 것은 무엇 때문입니까? 자연스럽게 땅을 살리는 태양의 따뜻함이 구름에 가렸거나 태양이 식어서 그렇습니다. 칠정이라는 구름에 가려서 생명력인 태양의 따스함이 우리 몸인 땅에 도달하지 못하는 것입니다. 칠정에 사로 잡혀서 스스로 회복하지 못하면 결국 땅인 몸도 생명력인 태양도 차갑게 식습니다.

신장호심주일신(神藏乎心主一身) 총섭칠정작만연(總攝七情酌萬緣), 즉 정신은 마음에 감춰져 있으면서 우리 몸의 모든 기능을 주관하는데, 정신이 칠정으로 일어나는 모든 상황에 영향을 끼친다는 뜻입니다.

우리의 마음 씀씀이가 곧 칠정입니다. 지혜로운 현인(賢人)들은 세상 사람과 더불어 살면서 같이 밥 먹고 옷을 입어도 항상 '내가 저 사람보다 너무 잘 먹지는 않는가?', 혹은 '내가 더 좋은 옷을 입지는 않는가?'를 살피면서 더 잘 먹고 더 잘 입지 않으려고 고민합니다. 그러나 우매한 우인(愚人)들은 살면서 '내가 남보다 좋은 것을 못 먹는가?', '남보다 더 좋은 옷을 못 입는가?'라며 겁을 낸다 합니다.

요즘 세상이 경쟁이 너무 심합니다. 그런 치열한 경쟁에서 살아남은 부모가 자식을 키웁니다. 아이는 본래 칠정(七情)이 없습니다만 아무 것도 모르는 순진무구한 아이도 부모의 칠정에 사로잡힌 교육 방식에 영향을 받아 결국에는 칠정(七情)에 시달리게 됩니다. 뇌가 방광과의 대화 채널을 완성해야 할 때 부모의 영향으로 아이도 칠정에 시달려 야뇨증이 됩니다.

칠정과 생명력

'백병생어기(百病生於氣)라.' 여기서 기(氣)는 생명력을 의미하며, 모든 병은 생명력인 기(氣)의 문제에서 발생한다는 뜻입니다. 한의학에서는 칠정(七情)의 각 감정이 생명력에 어떤 영향을 끼쳐 생명력을 한쪽으로 치우치게 하거나 부족하게 하는지 다음과 같이 구체적으로 설명하였습니다.

◎ 희즉기완(喜則氣緩)

여기서 희(喜)는 기쁘다는 의미가 아니라 아무 의욕 없이 무기력한 상태를 말합니다. 너무 편하면 게을러지는 것과 비슷합니다. 마음에 의욕이 없으면 생명력의 활동이 너무 완만해져 오히려 병이 잘 생깁니다.

◎ 노즉기상(怒則氣上)

화를 내면 생명력이 위로 뜹니다. 생명력과 함께 혈액도 위로 떠서 머리가 아프고 눈이 충혈되며 얼굴이 벌겋게 달아오릅니다.

◎ 우즉기울(憂則氣鬱)

우울하고 걱정이 있으면 생명력의 활동이 자유롭지 않습니다. 날씨로 말하면 흐린 날과 같아서 화창하고 생동감 넘치는 맛이 없습니다. 오래 우울하면 생명력도 시듭니다.

◎ 사즉기결(思則氣結)

생각이 많으면 기운이 맺힙니다. 태양을 그릴 때 원을 그리고 테두리 밖에 빗살을 그어 밝음을 표시하는데, 달을 그릴 때는 원만 그리고 빗살은 그리지 않습니다. 빗살은 활동력을 의미합니다. 빗살을 안 그리는 달은 활동력이 별로 없습니다. 생각을 많이 하면 빗살 없는 달같이 생명력의 활동이 상하좌우로 활발하지 않고 맺힙니다.

◎ 비즉기소(悲則氣消)

이 비(悲)는 슬픔뿐만 아니라 불평, 불만, 비관, 낙심 등도 해당합니다. 소(消)는 뭔가가 서서히 없어지는 것입니다. 겨우내 쌓였던 눈이 봄 햇살에 녹는데 곁에서 보아도 언제 없어지는지 모르게 차츰차츰 없어지는 것과 같습니다. 슬프면 생명력이 서서히 줄어듭니다.

◎ 경즉기산(驚則氣散)

부지불식간에 깜짝 놀라면 생명력이 밖으로 산산이 흩어져 버립니다. 불이 나면 사람들이 혼비백산 흩어지는 것처럼 놀라면 몸이라는 공장에서 일을 해야 하는 생명력이 사방팔방으로 흩어집니다.

◎ 공즉기하(恐則氣下)

공포에 떨면 생명력이 아래로 푹 꺼져버립니다. 무언가에 크게 놀라면 순간 우리는 "간 떨어질 뻔했다."고 말합니다. 여기서 떨어진다는 것은 처진다는 뜻입니다. 공포에 떨면 생명력이 아래로 푹 처져, 다리에 힘이 하나도 없이 후들거립니다.

칠정(七情)과 오장

이번에는 칠정(七情)이 생명력의 흐름에 어떤 변화를 일으켜 오장 기능에 영향을 미치는지를 설명해 보겠습니다.

◎ 노상간(怒傷肝)

간(肝)은 따뜻한 봄의 기상으로 생명력, 즉 기운이 새싹이 위로 싹 트듯 서서히 오르는 승달(升達)의 기상입니다. 봄에 기운이 위로 오른다 해도 여름을 준비하는 만큼만 올라야지 너무 지나치게 오르면 여름에 곡식을 익게 하는 염상(炎上)할 힘이 없습니다.

노즉기상(怒則氣上), 화를 내면 기운이 일순간에 확 위로 떠서 적당히 승달해야 하는 간 기능(肝機能)에 나쁜 영향을 끼칩니다.

◎ 희상심(喜傷心)

심(心)은 뜨거운 여름의 기상으로 생명력이 왕성한 염상(炎上)의 기상입니다.

희즉기완(喜則氣緩), 사람이 의욕이 없으면 기운의 활동이 왕성하지 않고 완만합니다. 의욕이 없으면 한창 염상(炎上)해야 하는 심 기능(心機能)이 영향을 받아 생명 활동이 왕성치 않습니다.

◎ 사상비(思傷脾)

비(脾)는 계절로 치면 덥고 습하여 푹푹 찌는 장하(長夏)의 기상으로, 사계절의 변화에 영양을 공급하는 역할을 하며 영양분을 많이 머금은 눅눅한 유습(濡濕)의 기상을 가지고 있습니다.

사즉기결(思則氣結), 생각이 많으면 기운이 사방팔방으로 퍼지지 않고 뭉쳐 있습니다. 그러면 다른 기능계에 활동할 영양을 사방팔방으로 공급하는 비 기능(脾機能)이 영향을 많이 받습니다.

◎ 우상폐(憂傷肺)

폐(肺)는 생명력이 더운 계절에서 찬 계절로 변화하는 가을의 기상으로, 조한(燥寒), 즉 건조하고 오싹하여 오그리는 수렴(收斂)의 기상을 가지고 있습니다.

우즉기소(憂則氣消), 우울하면 기운이 서서히 소진됩니다. 손가락을 펴고 있다 오그리려면 힘이 필요하듯이, 생명력을 한껏 펴고 있던 여름에서 오그리는 가을로 생명력의 방향을 바꾸려면 힘이 필요합니다. 그러므로 우울(憂鬱)하여 기운이 소진되면 생명력을 오그릴 힘이 부족하여 폐 기능(肺機能)이 영향을 받습니다.

◎ 공상신(恐傷腎)

신(腎)은 아래로 내려가 다음 해 봄에 쓸 영양을 축적하는 겨울의 윤하(潤下)하는 기상을 가지고 있습니다. 땅위에서의 생명 활동을 거두고 땅속에서 힘을 축적한 후, 다음 해 봄에 서서히 반등하여 생명력을 땅위를 향해 끌어 올리는 것이 겨울의 기상입니다. 땅위에서 생명 활동을 완전히 거두었다가 싹이 땅위로 나오기 직전까지가 윤하(潤下)의 기상입니다.

공즉기하(恐則氣下), 공포에 떨면 가슴이 철렁하면서 기운이 아래로 푹 꺼집니다. 너무 꺼져 다시 올라올 여력이 없습니다. 다음 봄에 싹을 틔울 준비도 못 할 정도로 처집니다. 이와 같이 공포는 잠시 거두었던 생명력을 제 때에 다시 펴야하는 신 기능(腎機能)에 영향을 줍니다. 신 기능은 펼 때 펴고, 오그릴 때 오그리는 기능을 합니다. 그러므로 소변을 오그려 거둬야 할 때 펴는 야뇨증은 공포 불안으로 인해

신 기능에 문제가 생긴 질환입니다.

공포와 야뇨증

'공즉정각(恐則精却)하고 각즉상초폐(却則上焦閉)하며 폐즉기선(閉則氣還)하고 선즉하초창(還則下焦脹)하니 고(故)로 기불행의(氣不行矣)오.'

위 문구를 해석하면서 공포가 야뇨증으로 되는 과정을 설명해 보겠습니다.

◎ 공즉정각(恐則精却)

한의학에서 정(精), 기(氣), 신(神)은 서로 뗄 수 없는 관계이기 때문에 정, 기, 신을 한 자씩 각각 써도 정기신(精氣神) 전체를 의미하는 경우가 많다 했습니다. 여기서의 정도 정기신을 의미합니다.

각은 물러날 각(却) 자입니다. 공포에 사로잡히면 깜짝 놀라면서 정기신이 있어야 할 곳에서 슬금슬금 물러납니다. 여기서 정기신이 있어야 할 곳은 뇌입니다. 소(消)는 봄에 겨울 내내 쌓여 있던 눈이 어느새 녹아 있듯 서서히 없어지는 것이고, 각(却)은 갑자기 사라지는 것입니다. 즉 공포에 사로잡히면 정기신이 갑자기 뇌에서 사라지면서 정신이 멍해지듯 둔해진다는 의미입니다. 요즘 말로 '멍 때리게' 되는 것입니다.

◎ 각즉상초폐(却則上焦閉)

한의학에서는 인체를 명치와 배꼽을 기준으로 명치 위를 상(上), 명치와 배꼽 사이를 중(中), 배꼽 아래를 하(下)로 나누고 거기에 초(焦) 자를 붙여 상초(上焦), 중초(中焦), 하초(下焦)로 이름 지었습니다. 여기서 상초(上焦)는 뇌를 의미합니다. 폐(閉)의 의미는 닫히는 것이 아니라 정기신(精氣神)의 활동이 활발치 않아 활동이 덜 되는 것입니다. 공즉기하(恐則氣下)라, 기(氣)도 생명력인 정기신을 의미합니다. 즉 공포에 떨면 정기신 기운이 아래로 축 처지니 윗부분의 정기신이 먼저 막힙니다. 뇌에서 정신 활동이 둔해집니다.

◎ 폐즉기선(閉則氣還)

선은 (물이 제자리에서) 돌 선(還)의 의미입니다. 생명력이 상하로 골고루 흐르지 못하고 막혀 있으니 막힌 곳에서 더 진행하지 못하고 제자리에서 빙빙 돕니다. 흐르는 물도 막힘없이 죽 내려가면 물이 돌 까닭이 없는데 막힌 곳에서는 물이 빙빙 도는 것과 같은 이치입니다.

◎ 선즉하초창(還則下焦脹)

창은 부풀 창(脹)입니다. 기운이 상하로 순환해야 정상인데, 공즉기하(恐則氣下)로 기운이 축 처져 상초인 뇌에 기운이 안 가므로 기운이 아래에서만 빙빙 돕니다. 그러다가 하초(下焦), 즉 방광이 팽창합니다.

◎ 고(故)로 기불행의(氣不行矣)오.

그러므로 기운의 흐름이 순조롭지 않게 됩니다.

생명력은 인체의 모든 기능을 정상적으로 수행하게 하는 원동력으로, 뇌와 방광의 대화 채널을 완성시키는 것도 생명력이 하는 일입니다. 뇌와 방광의 대화 채널이 완성되어야 하는 2~3세 때, 아이가 공포에 노출되면 생명력이 위에서 설명한 과정을 거쳐 뇌와 방광의 대화 채널을 완성하지 못하고 야뇨증에 걸리게 되는 것입니다.

치료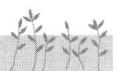

야뇨증은 소변과 관계된 오행 회로의 미완성이 뇌와 방광의 대화채널 미완성으로 나타난 질환입니다. 뇌는 화(火), 방광은 수(水), 대화 중개자는 목(木)과 금(金), 에너지 공급자는 토(土)입니다. 다섯 중 하나만 문제가 있어도 회로는 완성되지 않습니다.

사람도 식물도 생명력인 오행으로 구성되어 있습니다. 일초일목(一草一木)이라도 생명력으로 살지 생명력이 아니면 못 삽니다. 다섯 가지 중 어느 것이 더 많고 어느 것이 조금 적다는 구조가 다를 뿐입니다. 구조가 다르니 성질도 달라 사람도 식물도 외모나 성격, 특성이 다 다른 것입니다.

치료 원칙; 사승공(思勝恐)

야뇨증은 뇌에너지가 부족하여 방광이 제 때에 열고 닫힘을 조절하지 못하는 질환입니다. 뇌에너지를 부족하게 하는 주된 원인은 공상신(恐傷腎)이라 하였구요. 그렇다면 야뇨증의 치료원칙은 뇌에너지를 공급하는 것인데 한의학에서는 어떻게 표현했을까요?

일견 공포에 떨면 생기가 아래로 쳐진다 하니(恐則氣下) 생기를 위로 올리는 것(怒則氣上)이 야뇨증의 치료 원칙이라 생각할 수 있습니다. 그러나 그렇지 않습니다.

腎은 윤하하여 수렴하는 겨울 기상을 가지고 있습니다. 겨울 엄동설한에 지상의 생명활동이 극도로 위축된 후 봄에 새로운 생명활동을 시작하듯, 오그림을 충분히 한 후 자연스럽게 펴지는 것이 신(腎)의 기상입니다.

공(恐)은 신(腎)의 그 오그림을 방해합니다. 주먹을 쥐려면 손가락에 힘을 주어야 하는데 공에 휩싸이면 축 처져서 힘을 못 주게 됩니다. 이런 상황을 공상신(恐傷腎)이라 합니다.

반대로 사(思)하면 긴장하여 힘을 모을 수 있습니다. 사(思)란 것은 마음으로 하여금 존재하는 바가 있게 해서(心有所存) 정신에 힘을 주어 능력을 발휘하게 합니다. 생기가 흐리멍텅해져서 힘없이 아래로 처지는 것을 막아 줍니다.

이와 같이 야뇨증의 치료 원칙은 뇌에 에너지를 공급해주는 사승공(思勝恐)입니다.

한약과 오행 회로

실험실에서 만들어지는 화학약인 양약과 달리 한약은 자연에서 나오는 생약(生藥)입니다. 그러므로 한약은 땅의 생명력인 오행(五行)을 다 구비하고 있습니다. '물지부제(物之不濟)는 물지정(物之情)'이라, 물건의 성질이 서로 같지 않는 것은 물건이 어느 한 쪽으로 치우쳐 있기 때문입니다. 이 치우침에 따라 오행의 구성이 다르고, 그 구성의 다름이 약의 성질인 약성이 되어 치료에 이용됩니다. 예를 들어, 인삼은 땅의 생명력인 오행을 다 구비하고 있으나 토(土)의 기운과 금(金)의 기운이 다른 오행에 비해 조금 더 많습니다. 그러므로 인삼은 인체 조직에서 토(土)의 성정을 가진 소화기와 금(金)의 성정을 가진 호흡기에 효과가 좋습니다. 그렇지만 나머지 오행 기운도 모두 구비하고 있기 때문에 소화기와 호흡기뿐만 아니라 간 기능계(木)와 순환기(火), 비뇨기(水)에도 효과가 좋습니다. 인삼뿐만 아니라 다른 모든 한

약도 오행 중 어느 한 쪽으로의 치우침은 있지만 오행 모두를 다 갖추고 있습니다.

오장(五藏)이라는 오행 기운이 모두 각각의 역할을 다 하여 오행 회로가 바르게 작동할 때 소변은 양, 세기, 횟수, 쾌감 등 모든 면에서 정상으로 나옵니다. 한약은 오행 기운을 모두 다 가지고 있으면서 오행 회로에서 부족한 것을 채워 주어 '기화즉능출(氣化則能出)'을 도와줍니다.

실험실에서 조제한 화학 성분으로 구성되어 있는 양약의 효능을 오행으로 분류한다면 오행 중 한 가지, 많아야 두세 가지의 성질만 있고 나머지는 전혀 없을 것입니다. 오행을 다 갖추고 있는 완벽한 약을 만들려고 해도 인간의 기술로는 불가능합니다. 이것이 땅에서 나지 않는 인공화합물의 태생적 한계입니다. 땅에서 나는 한약만이 오행을 구비할 수 있습니다. 한두 개의 오행에 문제가 있는 질환에는 양약도 효과가 있을 것이나, 야뇨증같이 오행 회로에 문제가 있는 질환에는 한약이 효과가 좋습니다. 또한 한약은 오행을 다 갖추고 있기 때문에 양약에 비해 여기에는 좋으나 저기에는 불편을 주는 부작용이 적고, 있다 해도 잠시 뿐이지 오래가지 않는다는 장점이 있습니다.

야뇨증에 쓰이는 약재

야뇨증은 나가지 말아야 할 때 소변이 자기도 모르게 몸 밖으로 나가는 것입니다. 그러므로 내보내는 발산이 아니라 움켜쥐는 수렴의 성정(性情)을 가진 약재가 많이 사용됩니다. 야뇨증에 쓰이는 수렴의 성정을 가진 약재는 크게 네 가지 특징이 있습니다.

첫째, 맛입니다. 신맛이나 떫은맛은 수렴의 효능이 있습니다. 신맛이나 떫은맛을 가진 음식을 먹으면 혀가 오그라드는 느낌이 듭니다. 그런 맛이 움켜쥐는 수렴의 맛입니다. 백과(白果, 은행), 오미자(五味子), 산수유(山茱萸), 시체(柿蒂, 감 꼭지), 모려(牡蠣, 굴 껍질) 등이 여기에 해당합니다.

둘째, 식물의 자라는 모양이 쭉쭉 뻗는 것이 아니라 오그리고 감는 형태를 가진 약재를 씁니다. 예를 들어 토사자(兎絲子) 나무의 가지는 넝쿨처럼 칭칭 감으면서 자랍니다. 그런 약성을 이용해 토사자는 소중한 정액이 밤에 괜히 나오는 몽정(夢精) 등에 사용합니다.

셋째, 식물의 과실이나 종자를 사용합니다. 따뜻한 햇살에 새싹이 돋는 봄과 작열하는 태양에 나뭇잎이 무성해지는 여름은 생명력이 뿜어 나오는 발산의 시기입니다. 봄과 여름 동안 이룬 생명 활동의 결실을 열매로 맺게 하는 선선한 날씨의 가을은 수렴의 계절입니다. 사계절의 마지막이면서 생명 활동을 땅위에서 땅 아래로 수렴하여 씨앗에 자신의 생명력을 저장해 놓고 다음 해 봄을 기다리는 겨울은 수렴의 대표적인 계절입니다.

과실로는 연자육(蓮子肉), 익지인(益智仁), 오미자(五味子), 산수유(山茱萸), 구기자(枸杞子), 복분자(覆盆子) 등을, 종자로는 토사자(兎絲子), 사상자(蛇床子), 구자(韭子) 등을 사용합니다.

넷째, 이류보류(以類補類)라는 말이 있습니다. '비슷한 종류는 비슷한 종류끼리 서로 보해준다'는 말로, 골다공증에 동물의 뼈를 끓인 사골 국물을 마시는 것과 같은 이치입니다. 야뇨증은 방광에서 나타나는 증상이므로 한의학의 여러 문헌에는 소, 돼지, 양 등의 신장이나 방광이 사람의 신장과 방광을 보강하여 야뇨증에 도움이 된다고 언급하고 있습니다. 이 밖에 동물의 조직 중에 뭔가가 모이는 수렴의 성질이 있는 장기를 야뇨증에 쓰기도 합니다. 계내금(鷄內金, 닭의 모이주머니 안의 노란 껍질), 상표초(桑螵蛸, 뽕나무에 붙은 사마귀 알) 등이 여기에 해당합니다.

한 달에 한두 번 실수하는 가벼운 야뇨증에는 실제 약재의 효과와 아울러 아이의 심리적 안정을 목표로 약재 한 가지, 즉 단미(單味)를 달여 복용할 만합니다. 그러나 상대의 화력은 대포인데 권총으로 상대하는 것이 역부족이듯, 대포의 화력을 가진 야뇨증을 소총인 한 가지 약재의 복용으로 치유하기는 불가능합니다. 오행 회로가 깨지게 된 원인을 찾아 부족한 오행을 보충하여 오행 회로를 복구하는 여러 가지 약재로 구성된 복합 처방으로 치료의 격을 맞춰야 할 것입니다.

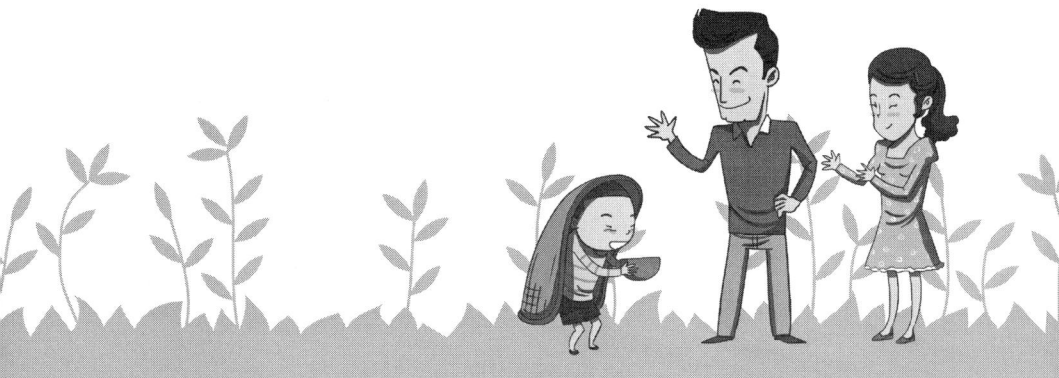

PART 05

가정에서 대처하는
야뇨증

야뇨증의 시작과 끝은 가정에서 이루어진다 해도 결코 지나친 말이 아닙니다. 뇌와 방광의 대화 채널의 완성을 방해하는 원인도 가정에서 제공되는 경우가 많고, 치료도 가족들의 관심과 사랑에서 비롯되는 경우가 많습니다.

부모가 야뇨증이라는 질환을 정확히 이해하고, 가정에서 아이를 지극한 사랑으로 대하면서, 아울러 아이의 잘못된 생활 습관을 개선하게 도와 주는 것이 야뇨증 치료의 시작이자 핵심이며 지름길입니다.

야뇨증 치료를 위해 가족 모두가 노력하는 과정에서 아이는 건강한 생활 습관을 갖게 되고 가족 간에는 사랑이 돈독해지는 부수적인 효과도 볼 수 있습니다. 야뇨증 치료 후에도 이러한 가족 간의 사랑과 건강한 생활 습관이 유지된다면 향후 가족 간에 화목과 건강이 계속될 것을 믿어 의심치 않습니다.

야뇨증의 이해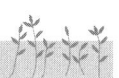

• 운전 중 통화

야뇨증은 뇌와 방광의 대화 채널이 완성되지 않아 생기는 질환입니다. 소변이 방광에 차면 뇌에 알리고 요의를 보고받은 뇌는 방광에게 소변을 참으라고 하든가 못 참겠으면 잠에서 깨는 것이 뇌와 방광의 정상적인 대화 내용입니다.

그러면 뇌와 방광이 왜 정상 대화를 못 하는 걸까요? 적은 방광용적량이나 과민성 방광처럼 방광에도 책임이 없지는 않지만 주로 수면 중에 뇌가 방광의 보고에 적절한 답을 못 해 주는 것이 야뇨증의 원인입니다. 그러면 뇌는 왜 방광의 보고에 적절한 답을 못 할까요? 뇌가 요의를 보고 받았을 때 다른 일로 바빠 동시에 다른 일을 처리할 능력이 없거나(렘수면), 다른 일을 한 후 지쳐있는 상태라 소변을 참거나 잠에서 깰 능력이 없기(비렘수면) 때문입니다.

예를 들어 보겠습니다. 운전을 하면서 휴대전화 통화를 하는 일이 아직도 흔하지만 그것은 아주 위험한 일입니다. 더구나 아직 운전이 익숙지 않은 초보 운전자가 운전 중 휴대전화 통화를 하는 것은 더욱 위험합니다. 전방의 상황을 판단하는 뇌와 그에 따라 손발을 움직이는 운동신경의 조화가 아직 미숙한 상태에서 통화로 인해 뇌가 집중을 방해받아 사고가 날 가능성이 높기 때문입니다.

야뇨증도 마찬가지입니다. 5세가 넘었는데도 밤에 실수를 한다는 것은 운전으로 치면 운전을 못하던가, 할 수 있다 하더라도 초보 운전자라는 뜻입니다. 깨어 있는 낮에는 뇌와 방광의 대화가 잘되지만 수면 중에는 아직 익숙지 않아 실수하는 것입니다. 수면 중에 뇌가 방광에 소변이 찼다는 보고에도 적절한 답을 줄 수 없을 정도로 뇌와 방광의 대화가 미숙한 것이 야뇨증의 원인입니다.

• **잔펀치와 강펀치**

뇌와 방광의 대화 채널이 왜 완성이 안 되었을까요? 대화 채널이 완성되는 2~3세쯤에 완성을 방해하는 정신적 충격을 받았기 때문입니다. 충격이라는 용어가 나왔으니 상대에게 물리적 충격을 가하는 권투 경기에 비유하여 뇌와 방광의 대화 채널이 미완성된 이유를 설명해 보겠습니다.

권투에서 다운은 외부 가격에 의한 뇌의 물리적 충격으로 뇌가 '각성'이라는 제 기능을 순간적으로 못 하는 것입니다. 수면 중에 뇌가 요의를 제대로 인식하지 못하고 실수하는 야뇨증도 뇌가 각성을 못한다는 점에서 복싱의 다운상태와 같습니다. 그렇다면 야뇨증 아이는 어떤 충격을 받았던 걸까요? 눈으로 확인할 수 있는 물리적 충격은 아니더라도 눈에 안 보이는 어떤 충격이 뇌에 있었기 때문이며, 그 충격은 바로 정신적 충격입니다.

권투 경기는 경기 중간에 KO로 승부가 나거나, 아니면 경기가 끝난 후 심판들의 판정으로 승부를 가립니다. KO로 승부가 가려진 경기는 KO 당한 시기가 초반이냐 종반이냐에 따라 펀치의 강도와 빈도가 다릅니다. 체력이 아직 왕성하게 남아 있는 초반에 다운된 경우는 한 방이어도 강펀치인 경우가 많습니다. 반대로 체력이 고갈된 종반에는 '잔 매에 장사 없듯' 강펀치가 아닌 잔펀치의 충격이 누적되어 다운되는 것입니다.

정신적 충격에도 잔펀치와 강펀치가 있습니다. 잔펀치는 가정과 학교 생활 같은 일상 생활에서 늘 부딪히는 갈등입니다. 외부 상황은 성장함에 따라 변하지만 아이에게 심리적 불안감을 조성하는 내부 환경은 2~3세부터 지금까지 모습만 바꾸어 일관되게 지속되고 있을 수 있습니다. 유아기에는 엄마의 직장 생활로 인한 격리 불안, 아동 전기에는 형제끼리의 질투와 다툼이나 부모의 폭언과 구타, 아동 후기에는 친구와의 갈등, 학습에 대한 부담 등 입니다.

강펀치는 말 그대로 뇌에 강한 충격을 주는 것으로 주로 공포를 일으키는 사건입니다. 처음 놀이방 가던 날 곁에 늘 있는 줄 알았던 엄마가 난생 처음 자기 곁에 없다는 것을 알았을 때의 공포, 할머니집에서 키워지면서 주말에 오랜만에 만난 엄마에게 절대 혼자 두고 안 간다는 다짐을 받았으나 아침에 일어나 보니 엄마가 없었을 때의 그 배신감, 엄마의 입원 모습을 보고 엄마가 죽는 게 아닌가 하는 공포감, 마트에서 엄마를 놓쳐 엘리베이터를 혼자 타고 있을 때의 고립감, 놀이터에서 놀다 다쳐 찢어진 상처를 꿰매려고 찾은 병원에서 느낀 수술에 대한 공포 등등.

현재는 부모나 아이 모두 그 당시 사건과 충격의 강도를 기억할 수 없지만, 그 충격이 뇌와 방광의 대화 채널의 완성을 방해하는 원인으로 작용하여 우리 아이를 야뇨증 환자로 만든 것입니다.

• 대화와 이간질

누구나 학창 시절에 친한 친구와 사소한 의견 차이나 오해로 다툰 후 평생 안 보게 된 경험이 한두 번은 있을 것입니다. 다시 친하게 지내고 싶었는데 화해를 주선하는 사람도 없고 먼저 말을 걸자니 쑥스러워 차일피일 미루다 기회를 놓친 경우가 대부분입니다.

부부 사이, 부모 자식 사이, 형제 사이 등 가족 간에도 의견 차이로 다툰 후 대화를 안 하는 경우가 종종 있습니다. 그러나 대화가 중지되는 기간이 다른 사람들처럼 그리 오래가지는 않습니다. 누가 먼저 사과하고 화해를 제의한 것도 아닌데 어느새 아무 일 없던 것처럼 서로 말을 하고 있는 모습을 보고 멋쩍어 하기도 합니다. 이와 같이 가족 간에 단절된 대화 채널의 원상복구가 신속하게 이루어지는 이유는 한 집에서 살기 때문입니다. 반면 다툰 후에 평생 안 보고 사는 가족은 대부분 한 집에서 살지 않아 화해할 기회가 없어서인 경우가 많습니다. 이와 같이 집이라는 한 공간에서 사는 것만으로도 대화할 수 있는 환경이 제공되는데 하물며 한 몸 안에 있는 장기인 뇌와 방광의 대화가 그렇게 오랫동안 단절되어 있다는 것은 상식적으로 이해가 되지 않는 일입니다.

그러나 간혹 한 집에서 사는 가족이라도 오랫동안 대화 없이 사는 사람들도 있습니다. 이유가 뭘까요? 화해할 기회가 없어서일 수도 있고, 둘 사이에서 이간질하는 사람이 있어서일 수도 있습니다. 대화 단절의 이유가 화해를 주선하는 사람이 없어서라면 시간은 좀 걸려도 언젠가는 대화가 이루어질 가능성이 많습니다. 그러나 둘 사이를 지속적으로 이간질하는 사람이 같이 산다면 둘 사이는 감정의 골이 점점 깊어져 아예 대화를 하지 않는 사이로 남을 수도 있습니다.

그렇다면 뇌와 방광, 둘 사이를 이간질하는 뭔가는 무엇일까요? 그 뭔가는 다름 아닌 생활에서 누적된 피로, 불안, 밤참입니다. 그러므로 이간질하는 원인만 제거된다면 뇌와 방광의 대화는 저절로 이루어질 수 있습니다.

부모 교육과 시행착오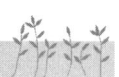

어떠한 행동을 되풀이하는 과정에서 발생하는 오류를 시행착오라 합니다. 누구나 처음 하는 일은 서투르고 어색하기 때문에 시행착오를 피할 수는 없습니다. 하지만 같은 잘못을 반복하지 않고 수정해 나감으로써 점차 최적의 방법을 찾을 수 있습니다. 자녀 교육도 마찬가지입니다.

결혼 전까지는 타인에 대한 배려보다 오직 자신의 입신과 성공만을 생각하며 살기만 하면 되던 삶이었습니다. 연애 시절에는 나 이외에 오직 한 사람, 애인만 더 신경 쓰면 되었습니다. 청첩장을 돌리면서, 예단을 준비하면서, 어른들에게 인사를 다니면서 비로소 주변을 돌아보게 됩니다. 세상은 나 혼자만 잘 살면 되는 곳이 아니라 주변과 더불어 살아야 하는 곳임을 어렴풋이 느끼게 됩니다.

결혼 후 아이를 임신합니다. 임신하면 출산하고 출산하면 아이는 저절로 크는 줄 알았습니다. 그러나 엄마라면 누구나 어렵지 않게 하는 것 같아 보이던, 먹이고 씻기고 재우는 등의 일상이 대단한 일로 느껴지기 시작합니다. 아이가 아파서 입원이라도 하게 되면 몸도 마음도 너무 괴롭습니다. '자식을 키워 봐야 자기를 키워 준 부모 마음을 안다.'는 말을 실감합니다.

우여곡절 끝에 힘든 시기를 무사히 넘기고 드디어 학부모가 됩니다. 입학하면 최소한 학습은 학교에서 다 해결될 줄 알았는데 현실은 그렇지 않습니다. 내 아이를 만능으로 키우고 싶은 욕심과 내가 못했던 것을 내 자식이 이뤄 줬으면 하는 욕심에 아이가 다니는 학원이 점점 늘어납니다. 피아노, 수영, 축구, 미술, 발레, 태권도, 수학, 영어, 논술, 한자 등등. 아이가 힘들다고 호소해도 밀어붙입니다.

초등학교 저학년까지는 엄마 뜻대로 아이가 곧잘 따릅니다. 그러나 고학년이 되면서 슬슬 엄마 말을 안 듣기 시작하더니 급기야는 반항을 하기도 합니다. 사춘기가 온 것입니다. 자식의 공부도 인성도 엄마 마음대로 되지 않는다는 것을 깨달으며 아이에 대한 욕심을 점점 버리게 됩니다.

반면에 둘째 아이는 첫째를 키우면서 쌓았던 경험 덕분에 당황하는 일도 적고 아이에 대한 욕심도 적당히 조절하여 포기할 것은 포기하며 키웁니다. 그런데도 둘째는 첫째보다 성격도 좋고 공부도 잘합니다. 첫째 아이는 부모의 자녀 교육의 시행착오로 인한 희생양이요, 둘째는 수혜자인 경우가 많습니다. 여러모로 부족한 첫째가 부모의 책임인 것 같아 미안하고 측은한 생각이 듭니다.

야뇨증 아이의 70%(저희 병원 조사에서는 59.9%) 이상이 첫째 아이인 것은, 동생의 출생으로 인한 스트레스 뿐만 아니라 자녀를 처음 키우면서 필연적으로 일어나는 부모의 시행착오도 야뇨증의 원인으로 작용한다는 것을 시사합니다. 야뇨증 아이의 부모와 상담하다 보면 간혹 자신이 잘못 키워 아이가 야뇨증이 되었다고 울면서 자책하는 분이 계십니다. 부모라면 누구나 정도의 차이는 있지만 어쩔 수 없이 거쳐야 하는 과정이므로 과거의 시행착오에 대해 너무 자책하지 말고 앞으로 잘하면 된다고 말씀드리고 싶습니다.

'매도 먼저 맞는 놈이 낫다.'는 속담이 있습니다. 꼭꼭 숨겨두었다가 아무런 대책도 세울 수 없을 만큼 문제가 심각해진 후에 후회하는 것은 말기 암 진단을 받고나서야 평소 건강에 소홀했던 것을 후회하는 것과 같습니다. 그런 면에서 야뇨증은 부모님의 시행착오를 개선할 기회를 조기에 제공해 주는 그나마 다행스러운 질환입니다. 오히려 아이의 야뇨증을 통해 부모가 자신의 시행착오를 인정하고 자녀 교육의 패러다임을 개선한다면 전화위복의 계기가 될 수 있습니다.

자녀 교육도 미리 준비한다면 시행착오로 인해 부모와 아이가 겪을 수 있는 고통을 최소화할 수 있습니다. 그 준비를 개인이 알아서 할 수도 있지만 국가적인 차원에서 제도적으로 도와 주면 좋겠다는 생각을 개인적으로 해 봅니다. 교회에 일요일마다 나가는 이유는, 좋은 말씀은 반복적으로 들어야 말씀의 실천이 몸에 밸 수 있기 때문입니다. 의사면허 시험에 합격했어도 일정 시간의 보수 교육을 이수해야 면허증이 유지되듯이 자녀가 20세가 될 때까지는 부모의 자녀 교육에 도움이 되는 전문가의 강의를 일 년에 최소 몇 시간 정도는 온라인상에서라도 이수하게끔 제도적으로 정해 놓는다면 더없이 좋겠습니다. 엄마들은 학교에서 1년에 서너 번씩 의무적으로, 아빠들은 예비군, 민방위 훈련 때에 자녀 교육 전문가의 강의를 수시로 들을 수 있게 하는 것도 좋은 방법일 것입니다.

피로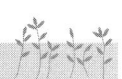

• 게임

컴퓨터가 일상화되기 시작한 후 남자아이들의 학력이 여자아이들에 비해 상대적으로 떨어지고 있습니다. 남학생 학력의 열세는 소위 잘나가는 직장의 남녀 구성비가 역전되는 현상으로 나타났고, 이제는 그런 현상이 당연시되는 시대입니다. 중3 남학생의 경우 내신 성적 관리를 위해 여학생이 있는 남녀공학보다는 남자고등학교에 배정받기를 선호하는 웃지 못 할 상황이 벌어지기도 합니다.

남학생들의 학력이 떨어지는 제일 큰 원인은 아마도 게임일 것입니다. 요즘은 컴퓨터게임 뿐 아니라 스마트폰으로 하는 게임 시간도 늘어났습니다. 여학생은 컴퓨터나 스마트폰으로 검색이나 쇼핑을 하는 반면 남학생들은 주로 게임을 합니다. 게임 상대도 만만한 컴퓨터에서 승부욕을 자극하는 온라인상의 다른 사람으로 바뀌었습니다. 팽팽한 긴장 속에서 상대가 누구이든 간에 먼저 도착하고 뺏고 부수고 죽이는 것이 대부분 게임의 속성입니다.

긴장은 교감신경을 흥분시켜서 아드레날린을 분비하게 합니다. 게임 시간이 길어질수록 뇌에 과부하가 걸려 머리가 뜨끈뜨끈해집니다. 대부분의 아이들은 1~2시간 게임 후에는 피곤해하는 경우가 많습니다. 그러나 게임을 더 못 하게 할까 봐 피곤하냐고 물으면 피곤하지 않다고 합니다. 게임에 중독된 아이들은 다크서클이 생기고 안색도 안 좋습니다. 게임을 안 할 때는 정신이 딴 데 가 있는 것같이 멍합니다. 게임은 블랙홀처럼 우리 몸의 뇌에너지를 쪽쪽 빨아먹어서 다른 곳에 쓸 에너지까지 다 없애버립니다.

말을 많이 하면 기운이 빠지듯이 대화를 하려면 에너지가 필요합니다. 말로 하는 대화 뿐만이 아니라 수화같이 몸동작으로 대화를 해도 에너지가 필요하고 눈으로 대화를 한다 해도 눈에 정신을 집중하려면 에너지가 필요합니다. 마찬가지로 수면 중에 뇌와 방광이 대화를 하는 데에도 에너지가 필요합니다. 그러나 낮 동안에 게임을 하느라 에너지 소모가 많았다면 수면 중에 뇌와 방광의 대화에 사용할 에너지가 부족할 것이며, 결국에는 뇌와 방광 사이에 원활한 대화가 이루어지지 않아 소변을 실수하게 됩니다.

게임하는 시간은 그리 많지 않지만 역시 게임이 원인이 되어 야뇨증이 잘 낫지 않는 아이가 있습니다. 게임에 빠져 있지만 엄격한 부모의 통제 때문에 마지못해 하루에 길어야 30분, 혹은 주말에만 1~2시간 밖에 못 하다가 컴퓨터를 끄라하면 "10분만 더, 5분만 더."하면서 더 하고 싶어 안달하는 아이입니다.

좋아하는 것을 하고 있거나 하고 싶어 갈구하는 상태를 '들떠 있다'고 합니다. 들떠 있다는 것은 '처져 있다'의 반대 의미로, 우리의 관심과 에너지가 아래와 안으로 향하지 않고 위와 밖으로 향해 있다는 뜻입니다. 위치상 상부에 있는 에너지가 하부로 내려가야 상하간에 서로 대화가 이루어지는데, 게임을 하고 싶어 안달하면 상부의 뇌에너지가 위로만 쏠리게 되어 아래에 있는 방광과의 대화가 잘 이루어지지 않게 됩니다. 선거철만 되면 정치인들은 서민을 위한 정치를 하겠다며 재래시장 상인을 찾아가 악수를 하고 민심을 듣는 척합니다. 그러나 서민의 삶보다 다른 곳에 관심이 있는 정치인은 그때 뿐, 서민과 진실한 대화를 할 수 없는 것과 같습니다.

• 운동

대부분의 부모들은 운동을 통해서 아들을 강하고 씩씩하게 키우려는 욕심이 있습니다. 특히 체력이 약한 아이를 둔 부모들은 아이에게 태권도, 축구, 야구, 수영 등을 적극적으로 시킵니다. 정글 같은 생존경쟁에서 강한 자만이 살아남는 것을 체험한 부모들의 어찌 보면 당연한 생각입니다.

요즘 아이들은 놀 장소도 부족하지만 같이 놀 친구도 서로 시간이 안 맞아 찾기가 쉽지 않습니다. 노는 것도 팀을 짜서 시간을 맞추어야만 놀 수 있는 시대이므로 운동 시설에 등록하고 다니는 것이 운동도 배우고 친구도 만나 놀 수 있는 유일한 기회입니다.

지나친 운동은 심신 양면에서 야뇨증 아이에게 좋지 않은 영향을 끼칩니다. 운동은 다른 놀이와 달리 또래와 맘껏 놀 수 있으면서도 부모가 장려하는 유일한 시간이므로, 게임의 경우처럼 아이를 심적으로 들뜨게 하여 운동이 끝난 후에도 그 여운이 길게 갑니다. 또한 자신의 체력을 감안하지 않고 노는 아이의 특성상 지나친 운동량은 야뇨증 아이를 육체적으로 피곤하게 하는 원인이 됩니다. 이와 같이 낮 동안의 운동으로 인해 심신 양면에서 에너지 소모가 많으면 수면 중에 뇌와 방광의 대화에 필요한 에너지가 부족하게 되어 소변을 실수하게 됩니다. 아이가 좋아해서 스스로 하는 활동이나 공부 이외의 노는 활동은 스트레스를 해소하므로 피곤하지 않을 거라고 생각하는 것은 부모의 착각입니다.

특히 밤에 하는 운동은 안 좋습니다. 낮에는 학원과 과외 때문에 시간이 없으니 궁여지책으로 저녁 먹은 후에 운동을 하는 경우가 많습니다. 밤 운동은 실내에서 하는 태권도나 검도가 제격입니다. 그러나 밤 운동은 자기 직전에 마음을 들뜨게 하고 피로를 유발하게 합니다. 불면증 환자에게 밤 운동을 권하는 것은 운동 후 나른한 상태에서는 잠이 잘 들기 때문입니다. 그러나 야뇨증 아이에게 밤 운동은 가뜩이나 밤에 둔한 아이를 더 둔하게 만들어 야뇨증을 더 심하게 합니다.

또한 밤 운동 후에는 땀을 많이 흘려 수분 보충을 위해 물이나 음료수를 찾게 되므로 야뇨증에는 안 좋습니다. 운동 후 갈증을 느끼는데도 친구들이 물 마시는 것을 보면서 참고 있을 정도로 아이의 의지는 강하지 않습니다. 집에 와서 부모 보는 데서는 마시지 않지만 이미도장에서 충분히 마시고 온 상태이므로 자는 동안 소변이 많이 만들어져 실수할 확률이 높아집니다.

활동적인 아이는 또래와 함께 운동을 하면 몸과 마음의 스트레스가 풀리기 때문에 매일 하려고 합니다. 아이에게 밤에 운동을 하지 말아야 하는 이유를 충분히 설명하고 태권도나 검도 시간을 낮 시간으로 옮겨 보십시오. 그래도 계속 실수하면 이틀에 한 번씩 하게 하고, 그래도 실수하면 야뇨증이 나을 때까지는 과감히 운동을 중지시키는 것이 좋습니다.

계절과도 관계 있습니다. 더운 여름날 밤 온 가족의 산책은 그 자체가 가족 간의 유대를 느끼게 하는 즐거움입니다. 산책 후 음료수나 아이스크림, 과일, 팥빙수 등을 먹는 즐거움도 빠질 수 없습니다. 하지만 역시 야뇨증에는 좋지 않습니다. 추운 겨울에 하는 수영도 바람직하지 않습니다. 찬 물과 소독약 등에 의해 감기가 떨어지지 않고 감기가 걸리면 온 몸의 컨디션이 나빠져 야뇨증도 더 심해집니다.

그럼 야뇨증 아이는 운동을 전혀 하지 말아야 할까요? 그런 것은 아닙니다. 아이의 체력에 맞게 적당하게 하자는 말입니다. 아이가 하는 운동량이 적당한지 부담되는지는 어떻게 알 수 있나요? 운동을 줄이거나 안 했을 때 소변을 실수하는 빈도가 줄어든다면 평소 운동이 과한 것입니다.

• **수면 시간**

수면 시간은 가장 기본적인 인간의 휴식 시간입니다. 수면은 낮 동안의 육체적 피로와 정신적 피로를 해소하고 다음날 사용할 에너지를 축적하는 시간입니다. 그러므로 적절한 수면 시간이 확보되지 않는다면 몸은 피곤할 것이고 마음은 짜증이 자주 날 것입니다.

진료실에서 아이의 수면 시간을 늘려 주라는 저의 말에 "우리 아이는 에너자이저에요. 피곤해서 오줌 싸는 건 절대 아니에요."라고 말씀하시는 부모가 계십니다. 물론 아이마다 타고난 체력이 다를 수 있습니다. 그러나 그 다름이 나이에 따른 일반적인 체력의 평균치에서 크게 벗어나지는 않는다고 봅니다.

수면 시간도 마찬가지입니다. 나이에 따른 기본 수면 시간은 초등학교 입학 전은 9시간 반 이상, 3학년까지는 9시간, 4~6학년은 8시간 반 이상, 중학생은 8시간, 고등학생은 7시간 정도입니다. 등교를 위해 일어나는 시간이 정해졌으면 나이에 맞는 수면 시간을 확보하기 위해 아이를 정해진 시간에 일찍 재우십시오. 예를 들어, 아이가 초등학교 3학년이고 학교에 늦지 않기 위해 7시에 일어나야 한다면 그 나이에는 9시간의 수면이 필요하므로 밤 10시에는 자야 피로가 풀린다는 계산이 나옵니다. 늦게 자는 습관 때문에 하루에 30분~1시간의 수면 부족이 누적되면 피로가 쌓여 만성 피로가 됩니다.

누구에게나 공평하게 주어진 하루 24시간을 잘 사용하는 습관이 몸에 배어야 하겠습니다. 숙제할 시간이 많은 낮에는 집중하지 못하고 놀다가 밤이 되어서야 수면 시간을 줄여 가며 숙제하는 습관은 반드시 고쳐야 합니다.

부모가 맞벌이를 하는 집은 오랜만에 온 가족이 함께 하는 주말이면 여행이나 캠핑을 즐기거나 놀이 공원 등에서 가족 간의 추억을 만듭니다. 그러나 주말의 지나친 활동은 피로와 수면 부족을 동반하여 주중의 피로로 이어질 수 있습니다.

 개인적인 차이는 있지만 기본 수면 시간을 줄여 가며 생활하는 것은 건강에 좋지 않고 야뇨증에도 좋지 않습니다. 야뇨증의 치료를 위해서는 충분한 수면이 필요합니다. 충분한 수면은 뇌와 방광이 대화할 에너지를 제공하여 야뇨증에서 벗어나게 해 주기 때문입니다.

불안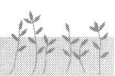

• 처짐과 들뜸

 재미없고 싫어하는 것을 억지로 해야만 할 때 우리는 생기가 없어집니다. 행동이 느려지고 목소리도 작아지며 사소한 일에 짜증을 부리고 어깨가 축 처져 걸음걸이에도 힘이 없습니다. 이런 상태를 우리는 '처져 있다'고 합니다.

 야뇨증 아이를 둔 부모님께 아이 마음을 편하게 해 주자고 자주 말씀드립니다. 일반적으로 마음이 편한 상태란 소극적으로는 하기 싫은 것을 안 하는 것이요, 적극적으로는 하고 싶은 것을 하는 것입니다. 학원이나 과외같이 하기 싫은 것을 억지로 하여 아이가 처져 있을 때는 야뇨증에도 좋지 않은 영향을 끼칠 수 있다는 것을 쉽게 알 수 있습니다. 그렇다면 싫어하는 것은 전혀 안하고, 하고 싶어하는 것만 한다면 아이의 마음이 편안해져서 야뇨증 치료에 도움이 되거나 최소한 나빠지지 않게 될까요? 그렇지 않습니다. 좋아하는 것만 하는 것도 야뇨증 치료에 도움이 되지 않습니다.

 '피로'편의 '게임'에서 말씀드렸듯이 마음이나 분위기가 가라앉 않고 흥분되어 있는 것을 '들떠 있다'고 합니다. 어렸을 때 소풍 전날 밤 너무 설레고 좋아서 잠을 설친 기억이 있을 것입니다. 하고 싶고 좋아하는 것을 할 때는 자기도 모르게 마음이 들뜹니다. 컴퓨터게임 하기, 놀이공원 가기, 친구와 놀기 등등. 명절, 이사, 휴가, 여행 등으로 집안 전체의 분위기가 안정되지 못하고 들뜨기도 합니다. 그러나 일시적이 아니라 항상 들떠 있는 아이가 있습니다. 들떠 있다 못해 산만하다고도 할 수 있습니다. 아무리 그 나이 또래 아이들이 약간씩은 산만하다 하더라도 좀 지나칩니다. 잠시도 가만히 있지 못하고 조금만 한가하면 "심심해."를 연발하며 뛰어놀거나 활동적인 뭔가를 찾습니다. 부모님들은 그런 아이가 운동도 잘하고 부지런하고 활동적이고 씩씩하다며 오히려 칭찬합니다.

이와같이 마음이 슬픈 일로 우울해 처져 있거나 즐거운 일로 흥분되어 들떠 있다면 친구가 말을 걸어도 답을 안 하거나 건성으로 답을 하여 정상적인 대화가 이루어지지 않을 것입니다. 야뇨증은 뇌와 방광의 의사소통이 잘 안 되는 질환으로, 뇌가 다른 곳에 신경을 쓰느라 방광과 대화할 준비가 안 되어 있는 상태입니다. 마음이 처져 있거나 들떠 있다는 것은 뇌가 다른 곳에 신경 쓸 여유가 없다는 뜻이기도 합니다. 그런 상황이 일시적이어도 수면 중에 배뇨에 영향을 주는데, 장기적이라면 더 많이 영향을 끼칠 것입니다.

• ADHD

ADHD는 주의력결핍과 과잉행동장애(Attention Deficit Hyperactivity Disorder)를 의미하며 세 가지 증상, 즉 과잉행동, 주의력결핍, 충동성을 특징으로 하는 질환입니다. 일반적으로 학령기 아동의 3~5%가 ADHD를 경험하며 여자아이보다 남자아이에게서 두 배 정도 더 많이 발병합니다. ADHD 아이의 약 50%는 청소년기에 이르면 주의력 결핍과 과잉행동은 감소하지만 정서적 문제는 더욱 심각해져 우울증에 빠지거나 자존감이 낮아집니다. 또한 ADHD 아이의 약 25%는 성인기에 이르러서도 ADHD 증상을 보여 충동성과 과잉행동을 보이고 직업 및 대인 관계의 문제를 가지며 경계성 성격장애나 반사회적 성격장애 등을 포함한 다양한 정신과적 문제를 가지는 것으로 보고되어 있습니다.〈"마음을 움직이는 뇌 뇌를 움직이는 마음", 성영신·강은주·김성일 엮음, 해나무〉

교통사고 등으로 인하여 뇌 손상을 받은 환자들도 부주의, 과잉 행동 등의 ADHD와 유사한 여러 행동 문제를 보입니다. 뇌의 집중과 차분함을 맡은 부분이 사고로 인하여 손상을 받아 제 역할을 못 하기 때문에 그런 증상이 나타나는 것으로 보이며, 그런 이유로 부주의와 과잉 행동을 특징으로 하는 ADHD의 발병 원인도 뇌에 있다고 추측합니다.

뇌의 각성 수준 저하를 ADHD의 원인으로 보는 학설이 있습니다. ADHD 아이들은 각성 수준이 낮기 때문에 자극에 대한 반응도 낮아 평범한 자극에는 주의력이 결핍된다는 것입니다. 낮은 각성 수준을 극복하기 위해서는 활동이 과격해야 주의를 집중할 수 있으므로 과잉행동을 하게 된다고 설명합니다.

뇌의 입장에서 낮과 밤의 가장 두드러진 차이는 각성을 하고 있느냐 못 하고 있느냐입니다. 야뇨증은 낮에 깨어 있을 때는 아무 문제가 없는데 밤에 잘 때 일어나는 증상으로, 각성 수준이 낮보다 낮아지는 밤에 요의를 인식하여도 각성하지 못하는 질환입니다.

이와 같이 ADHD와 야뇨증은 모두 각성 수준이 낮은 질환이라는 면에서 공통점이 있습니다. 그러므로 임상에서 각성 수준이 낮은 ADHD 성향을 가진 아이들이 각성 수준이 낮은 질환인 야뇨증에 쉽게 걸리고 잘 낫지 않는 것은 어쩌면 당연한 결과인지도 모릅니다.

뇌의 기능을 총괄하는 곳은 대뇌피질이고, 각성을 맡은 곳은 망상활성계입니다. ADHD는 낮에 차분히 있어야 할 상황에서 대뇌피질이 망상활성계의 각성 수준을 조절하지 못해 나타나는 질환이고, 야

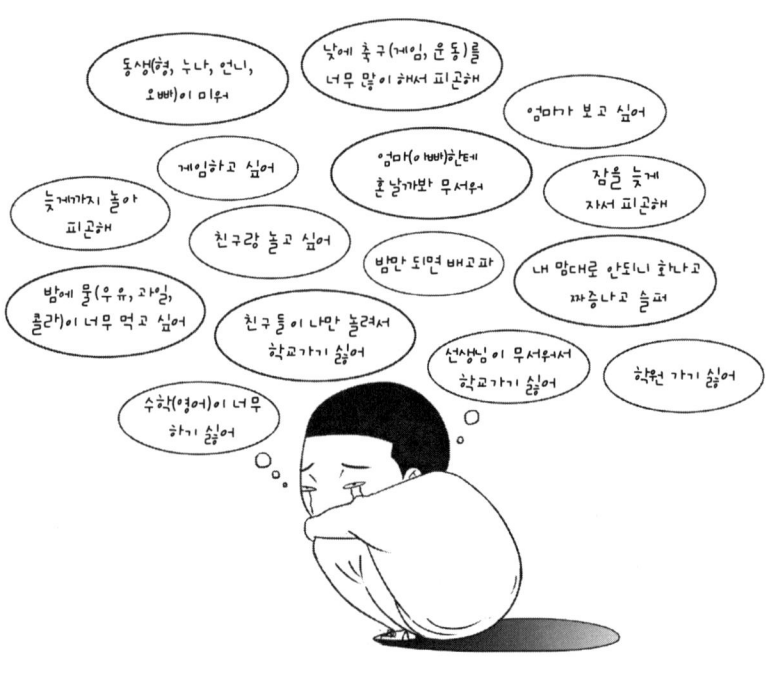

▲ 불안의 내용들

뇨증은 밤에 소변이 마려워 깨어야 할 상황에서 대뇌피질이 망상활성계의 각성 수준을 조절하지 못해 일어나는 질환입니다. 각성 수준이 낮은 표현을 낮에는 ADHD로, 밤에는 야뇨증으로 하는 것입니다.

• 갑갑함

울(鬱)이라는 한자가 있습니다. 총 29획이나 되는 복잡한 글자입니다. 획수가 많은 것처럼 뜻도 '나무 울창하다'입니다. '숲이 울창하다' 할 때 이 글자를 사용하며 심리적으로 답답하고 갑갑한 상황도 이 울 자로 표현합니다. 방해물 없이 뻥 뚫려 있는 길을 간다면 힘들지 않을 것이나, 나무가 빽빽한 곳을 지나가야 한다면 갈수록 힘들 것입니다. 걸어 다니는 일반 길이나 생각이 다니는 마음 길이나 마찬가지입니다.

마음의 수양이 깊은 분을 도사(道士)라 합니다. 길 도(道) 자에 선비 사(士) 자입니다. 그 분들의 마음 길에는 기쁨, 슬픔, 사랑, 미움 등의 장애물이 없이 자유로와 마음의 행보에 거침이 없습니다. 반면, 수양이 덜 된 사람들은 마음 길이 자꾸 막힙니다. 자식의 장래를 생각하면, 남편을 생각하면, 시댁 식구를 생각하면, 돈을 생각하면, 노후를 생각하면 등등 다양한 생각들이 마음 길을 막습니다. 이리 가도 막혀 있고 저리 가도 막혀 있습니다.

마음이 편안히 갈 곳이 점점 없어지니 갑갑함을 느끼게 되고 짜증과 화가 납니다. 그런 상태를 한의학에서는 울화(鬱火)라 하며, 마음이 답답하고 갑갑해서 안정이 안되고 들떠 있는 상태를 말합니다. 칠정(七情)에서 살펴보았던 노즉기상(怒則氣上)과 비슷한 상태입니다.

나무가 울창한 숲을 한참 지나다 보면 지치게 될 것입니다. 얼마를 가야 지칠지는 숲의 울창한 정도와 개인의 체력에 따라 다릅니다. 마음도 갑갑한 상황이 해결되지 않거나 본인의 마음 수양이 미흡하면 시간이 갈수록 지치게 됩니다. 슬퍼져 눈물이 나고 심하면 죽고 싶다는 생각도 듭니다. 한의학에서는 이런 상태를 우울(憂鬱)이라 하며, 갑갑함이 오래 되어서 마음이 지쳐 있는 상태를 말합니다. 칠정(七情)에서 살펴보았던 비즉기소(悲則氣消)와 비슷한 상태입니다.

울화와 우울, 모두 근본은 울(鬱)이며, 그 표현이 화(火)냐 우(憂)냐의 차이입니다. 우울과 울화는 상황에 따라 번갈아 나타납니다. 밤에 혼자 있을 때는 우울하여 슬프고 외롭다가도 낮에 사람을 대하면 울화로 짜증이 납니다. 한바탕 짜증을 내고 나서는 그런 자기 모습이 슬퍼 후회합니다.

어른은 자신이 갑갑하게 하는 원인이 사람인지, 돈인지, 건강인지를 구체화할 수 있습니다. 그러나 어린아이들은 그것을 구체화할 수 있는 능력이 없습니다. 생활에서 외롭고, 슬프고, 짜증나고, 화나고, 무서운 감정을 느낍니다만 그 근본 원인이 무엇인지를 모르기 때문에 벗어날 방법을 모르고 갑갑해합니다. 특히 갑갑함을 제공하는 원인이 가족 중의 부모, 형제라면 더욱 그렇습니다. 갑갑함의 표현으로 우울해하면 생기 없이 처져 있다고 핀잔 듣고, 짜증이라도 내면 이유 없이 짜증낸다고 혼납니다. 더 갑갑해집니다.

- **청소년 비행**

비행(非行)이란 심리학에서 청소년에게 사용하는 용어로, 12세 이상 20세 미만의 청소년이 도덕적, 윤리적, 사회적 및 법률적 측면에서 옳지 못한 행동을 하는 것을 말합니다. 같은 행동을 성인이 한 경우에는 범죄라고 합니다.

청소년 비행은 두 가지로 구분됩니다. 첫째, 흡연, 음주, 가출과 같이 성인이 하면 아무 문제가 없는 행동이지만 청소년이기에 비행으로 취급되는 경우와 둘째, 폭행, 절도와 같이 연령에 관계없이 불법적인 행위를 하는 경우입니다.

그러면 청소년기에 비행을 저지르는 이유는 무엇일까요? 아동기에는 정신적·육체적으로 성숙되지 않아 부모의 권위에 저항할 힘이 없어 갑갑함이 있어도 짜증이나 말대꾸 정도로 표현합니다. 그러나 청소년기가 되면 상황이 달라집니다. 체격도 커지고 정신적으로도 부모의 영향에서 벗어날 준비가 되어갑니다. 이 시기에 왕성히 분비되는 충동적이고 폭력적인 성향이 있는 남성 호르몬과도 밀접한 관계가 있습니다. 갑갑함을 말이나 행동으로 표현할 힘이 생긴 것입니다. 갑갑하여 화를 내는 울화(鬱火)의 표현 빈도가 높아지고 그 강도도 세어집니다. 울화는 사소한 폭언에서 폭력으로, 더 발전하여 음주, 흡연, 게임중독, 비행 등으로 이어집니다.

울화만 빈도와 강도가 높아지는 것은 아닙니다. 커 가면서 우울(憂鬱)의 빈도와 강도도 높아져 심지어는 자살까지 시도하는 경우가 생깁니다. 얼마 전 우리나라 청소년 사망 원인의 1위가 자살이라는 보도가 있었습니다. 겉으로는 선진국처럼 보이지만 그 이면에는 안타깝게도 우리 아이들이 상처받고 앓고 곪고 있는 것이 현실입니다.

하고 싶거나 해야 할 것이 있는데 하지 못하여 갑갑한 상태를 '울기(鬱氣)'라고 합니다. 한 몸 안에 있는 조직인 뇌와 방광도 서로 대화로 소통을 해야 하는데 그렇지 못하면 뇌와 방광에도 울기가 쌓이게 됩니다. 울기가 쌓인 상태를 정신적으로는 우울이나 울화로, 육체적으로는 야뇨증으로 표현하는 것입니다. 야뇨증과 청소년기의 특징이 모두 울기라는 것을 이해한다면 야뇨증 아이가 자라 청소년기에 비행을 저지르거나 우울증에 빠질 확률이 높을 것을 어렵지 않게 예측할 수 있을 것입니다.

• 사춘기와 성인 야뇨증

소아 야뇨증과 성인 야뇨증을 구분하는 나이는 대략 15세로, 중학교 2~3학년의 사춘기에 해당하는 나이입니다. 이 시기는 소아 야뇨증이 성인 야뇨증으로 이행하느냐 아니면 지긋지긋한 야뇨증에서 벗어나느냐를 결정짓는 중요한 시기입니다.

이 시기는 또한 야뇨증을 낫지 않게 하는 생활에서의 원인인 스트레스, 피로, 밤참의 3종 세트가 모두 나타나기 쉬운 시기입니다.

먼저, 이 시기의 스트레스에 대해 알아보겠습니다. 사춘기는 그야말로 질풍노도의 시기입니다. 무엇보다 사춘기의 두드러진 변화는 본능에 충실하려는 충동 성향이 증가하는 것입니다. 전에는 고분고분하던 아이가 부모에게 대드는 모습을 보일 수 있는 것도 본능에 충실하려는 충동 성향이 이 시기에 증가하면서 반항적 공격성이 강하게 드러나기 때문입니다. 가족보다 친구나 이성에 더 호감을 가지는 것도 이 시기의 특징입니다. 부모가 자녀의 이러한 본능적인 충동을 무리하게 억압하면 공포증이나 히스테리 반응들이 생길 수 있고 강박적 사고와 행동으로 불안이 증가할 수 있습니다.

다음은 피로와 밤참입니다. 공부를 잘하든 못하든 요즘 학생들은 방과 후 늦게까지 학원에 다니는 경우가 많습니다. 아침 일찍 등교해서 학교가 끝나면 저녁은 먹는 둥 마는 둥 하고 학원에 가서 9시 넘어 집에 옵니다. 저녁을 제대로 안 먹었으므로 밤늦게 밤참을 먹게 됩니다. 밤참 먹고 졸린 눈으로 숙제도 하고 컴퓨터로 게임이나 검색을 하다 보면 12시가 훌쩍 넘습니다. 늦은 취침으로 인해 수면 시간이 절대적으로 부족해지므로 아침에 깨우는 엄마와 더 자려는 아이와의 전쟁이 매일 반복됩니다. 그런 생활을 하면서 하루하루 피로가 누적되다 보니 어느덧 소아 야뇨증에서 성인 야뇨증으로 이행하고 있는 자신을 발견합니다.

사춘기 아이들, 특히 야뇨증이 있는 사춘기 아이들은 주위의 많은 관심과 사랑이 필요한데도 입시라는 목표에 가려 배려를 못 받는 것이 현실입니다. 공부를 잘하는 아이는 성적이 떨어지지 않기 위해서 지나치게 학업에 치우친 관심을 받으며 시달리고, 공부 못하는 아이는 못한다는 이유로 학교나 가정의 관심에서 벗어나 지나치게 방치되어 있습니다.

음식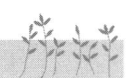

- **탄산음료**

같은 양이지만 물은 마셔도 소변을 실수하지 않는데 콜라나 사이다 같은 탄산음료를 마시면 영락없이 실수하는 아이가 있습니다. 이유는 탄산음료에 포함된 당과 카페인 성분 때문입니다.

탄산음료에는 단맛을 내는 당 성분이 많이 들어 있습니다. 당 성분은 체내의 삼투압을 조절하는 물질 중의 하나입니다. 우리 몸은 항상성을 유지하려는 성질이 있는데, 혈액 내의 삼투압을 일정하게 유지하려는 성질도 항상성의 하나입니다. 만일 혈액 속에 당 성분의 농도가 올라가 삼투압이 증가하면 수분이 세포 밖으로 빠져나갑니다. 그러면 우리 몸은 탈수 작용이 일어나면서 갈증을 느끼게 됩니다. 삼투압을 유지해야 하니 물을 섭취하라는 일종의 신호인 셈입니다. 하지만 이때 물 대신에 탄산음료를 섭취하면 탄산음료에 들어 있던 당 성분이 혈액으로 들어와 오히려 혈당을 높이는 작용을 합니다. 그러면 삼투압은 더 증가하게 되고 세포내의 수분은 더 빠져 나가서 몸은 더 심한 갈증을 느끼게 됩니다. 갈증 때문에 탄산음료를 마셨는데 오히려 더 갈증을 느끼는 이유입니다. 그러면 갈증 해소를 위해 물을 마시게 되고 그만큼 밤에 방광에 소변이 차서 실수할 확률이 높아집니다.

야뇨증에 더 나쁜 영향을 끼치는 성분은 탄산음료에 있는 카페인입니다. 카페인은 적당량을 섭취하였을 경우 중추신경계를 자극하여 정신을 각성시키므로 각성제, 흥분제, 강심제 등에 다양하게 이용되고 있습니다. 그러나 카페인은 교감신경을 자극하는 자극제이기 때문에 불면증, 불안 장애, 부정맥, 과민성 방광 등의 증상이 있는 사람은 카페인을 피해야 합니다.

야뇨증은 뇌와 방광이 대화를 잘 못해서 생기는 질환입니다. 중추신경인 뇌는 자율신경인 교감신경과 부교감신경을 통하여 방광과 대화를 합니다. 그러므로 중추신경인 뇌와 자율신경 중 교감신경에 영향을 미치는 카페인은 뇌와 방광의 정상 대화에 나쁜 영향을 끼칠 수 있습니다. 또한 카페인은 이뇨 작용을 하여 체내 수분을 소변으로 빠져나가게 하므로 갈증을 일으켜 수분을 많이 섭취하게 하며 철분과 칼슘 흡수를 방해하여 어린이의 뼈 성장에도 나쁜 영향을 줍니다.

카페인에 대한 민감도는 개인차가 큽니다. 하루에 어린이는 100mg, 청소년은 200mg, 어른은 300mg이상의 카페인을 지속적으로 섭취하면 카페인 중독증이 되기 쉽습니다. 카페인 중독증은 짜증, 불안, 신경 과민, 불면증, 두통, 심장 떨림, 근 반사 항진 등의 다양한 신체적, 정신적 증상을 야기합니다. 우리는 의식하지 못 하지만 하루 동안 섭취하는 카페인의 양은 생각보다 훨씬 많습니다. 아이들이 좋아하는 콜라의 경우 카페인은 한 캔 당 20mg이상 들어 있습니다. 한 알의 진통제, 감기약과 한 병의 피로회복제에는 약 30mg, 자판기 커피에는 약 80mg, 차에는 20~50mg, 초콜릿에는 25mg, 커피 아이스크림에는 48mg의 카페인이 들어 있습니다. 과유불급(過猶不及)이라 하였습니다. 적당하면 약이지만 과하면 독인 경우가 많습니다. 카페인도 적당량을 섭취하면 몸에 이롭지만 지나치면 독이 됩니다.

- **인스턴트식품**

요즘은 조리하기 쉽고 먹기 편한 인스턴트식품과 패스트푸드가 넘쳐나는 시대입니다. 바쁜 세상에서 요리하는 시간이라도 줄여 보려는 현대인들의 요구 때문이겠지요. 그러나 편한 만큼 대가를 지불해야 하는 법입니다. 오랜 기간 인스턴트식품을 습관적으로 먹었을 때 나타나는 문제점을 보면 다음과 같습니다.

- 일차 가공된 식품이라 위장이 정당한 활동을 하지 않아도 쉽게 흡수되기 때문에 위장의 할 일이 점점 줄어 나중에는 게을러집 니다. 이런 음식에 길들여지면 육류같이 조금만 소화에 부담되 는 음식이 들어와도 위는 자기 역할을 잘 못 합니다.
- 단백질, 지방, 당분은 너무 많고 무기질과 비타민 등의 다른 영양 소는 거의 없어서 영양의 편중을 초래하기 쉽습니다. 영양 균형 이 깨지면서 성장과 면역 기능이 저하되어 감기 등 각종 질환에 쉽게 걸립니다.
- 식품 첨가물들이 많이 들어가 있어서 소화된 영양분이 맑지 않 으며, 그 탁한 영양분이 다른 장기와 조직에 퍼져 비만을 유발하 고, 혈액 순환에 나쁜 결과를 초래합니다.
- 단맛을 내는 당분이 많아 소화력을 약하게 합니다. 한의학에서 는 감이완지(甘以緩之)라 하여 단맛은 긴장된 것을 완화하는 효 과가 있다고 봅니다. 그러나 완화가 지나치면 게을러집니다. 단 맛이 너무 들어오면 위는 완화의 상태를 지나 축 늘어지게 됩니 다. 위가 게을러진 상태에서는 일반 음식도 소화가 부담되므로 점점 소화하기 편한 음식을 찾게 되고 결국 인스턴트식품에 중 독됩니다.
- 혈당에 급격한 변화를 주어 몸과 정서에 좋지 않은 영향을 줍니 다. 혈당은 혈액 속에 함유된 포도당으로 인체는 생명 유지를 위 하여 당의 소비와 공급에 균형을 맞추어 혈액 내에서 적정한 농 도가 유지되게 합니다. 또한 혈당은 세포 내 미토콘드리아와 뇌 의 에너지원으로서 우리 몸과 정서에 많은 영향을 끼칩니다. 혈

당이 떨어지면 기운이 빠지고 기분도 우울해지며, 당뇨병 환자의 경우 저혈당으로 쇼크가 오는 경우도 있습니다. 인스턴트식품과 가공 식품인 초콜릿, 사탕, 과자, 아이스크림, 케이크 등을 먹으면 금방 혈당이 높이 올라가면서 기분이 들뜨게 됩니다. 하지만 잠시 후에는 혈당치가 뚝 떨어지면서 오히려 기분이 나빠지는데, 이런 과정이 너무 자주 반복되면 급격한 정서 변화가 습관이 되어 과잉행동장애를 유발하게 됩니다. 이런 이유로 인스턴트식품에 탐닉하는 야뇨증 아이는 뇌에 혈당이 과잉 공급되어 들떠 있게 되므로 뇌와 방광의 정상적인 대화가 방해받습니다.

보통 집에서 해 먹는 우리나라의 전통적인 음식들은 만드는 시간도 길고, 먹는 시간도 길며 소화 흡수되는 시간도 역시 깁니다. 그렇기 때문에 전통 음식을 먹으면 혈당이 천천히 올라가고, 떨어지는 것도 천천히 이루어집니다. 이렇게 혈당의 변화가 완만하게 일어나야 뇌에도 혈당 공급이 안정되어 아이가 정서적으로 안정이 됩니다.

직장 생활하는 부모가 아이들에게 낮 동안 음식을 못 해 주는 것이 안쓰러워 냉장고에 쉽게 먹을 수 있는 인스턴트 음식을 가득 채워 놓고 먹게 하는 경우가 있습니다. 그러나 무심코 채워 둔 군것질거리가 아이의 건강을 해치고 또한 과잉행동을 초래하여 야뇨증 치료를 방해할 수 있으니 반드시 주의해야 할 것입니다.

가족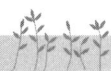

• 엄마

아이의 성장 과정에서 엄마 역할의 중요성은 절대적입니다. 야뇨증은 엄마의 사랑이 가장 필요한 유아 사춘기인 3세 전후에 엄마의 사랑을 충분히 받지 못해 걸리는 경우가 많습니다. 엄마와의 격리로 인해 아이가 불안을 느끼는 '격리 불안' 때문이지요. 격리에는 물리적인 격리, 의도적 격리, 심리적 격리의 세 가지 경우가 있습니다.

먼저, 물리적인 격리입니다. 엄마가 직장 생활을 해야 하기 때문에 아이와 함께 지내는 시간이 절대적으로 부족한 경우입니다. 야뇨증 아이 엄마의 직업 중 초등학교 교사가 제일 많으며, 그 다음이 공무원, 은행원, 전문직 등의 순입니다. 그 직업들은 모두 '육아와 직장 생활을 겸할 수 있다'는 공통점을 가지고 있습니다. 특히 초등학교 교사는 한창 예민하고 반항적인 사춘기 아이들의 입시를 지도해야 하는 중·고등학교 교사와 달리, 방학과 정년 보장, 퇴직 후 연금 혜택도 받을 수 있는 주부가 할 수 있는 몇 안 되는 좋은 직업 중 하나입니다. 그렇기 때문에 엄마가 절대적으로 필요한 시기인 줄 알면서도 어쩔 수 없이 아이와의 격리를 선택하게 됩니다. 그런 경우, 10여년 전만 해도 친정이나 시댁에 아이를 맡기는 경우가 대부분이었으나, 최근에는 어린이집이나 놀이방에 맡기는 경우가 많아졌습니다. 그러나 아무리 놀이방이나 어린이집 선생님들이 아이를 잘 돌봐 준다 해도 엄마 같지는 않습니다. 아이는 엄마와의 격리에 불안을 느끼고 뇌와 방광의 대화 채널을 완성하지 못해 야뇨증에 걸립니다. 남의 아이를 다루는 전문가인 선생님이 자기 아이 관리에 소홀한 것은 일종의 아이러니입니다.

다음은 의도적 격리입니다. 엄마가 전업 주부라 아이와 종일 같이 생활하지만, 아이의 홀로 서기를 위해서 의도적으로 엄마와 격리시켜 놓는 경우입니다. 나이가 되어 놀이방에 보내려는데 너무 가기 싫어하는 아이가 있습니다. 엄마와 떨어지는 것을 불안해하는 격리 불안이 이유입니다. 처음에는 다 그러니 아이가 울어도 엄마가 냉정하게 돌아서야 한다고 놀이방 선생님은 말합니다. 그러나 2주 이상 엄마와 떨어지는 것을 힘들어 한다면 아이가 준비가 더 된 후에 보내는 것이 좋습니다.

또 다른 경우도 있습니다. 나이가 되었으니 이제는 엄마 아빠와 떨어져 자야 한다고 아이를 혼자 재우는 경우입니다. 역시 준비되지 않은 아이에게는 격리 불안을 야기할 수 있습니다. 자다가 소변이 마려워 깼는데 캄캄한 방에 아무도 없이 혼자 깨어 있는 경험은 아이에게는 큰 충격입니다. 그 후로는 소변이 마려워 깨도 무서워 그냥 실수해 버리고 일어나지 않게 됩니다. 아이가 뇌와 방광의 대화 채널의 완성을 일부러 막아 야뇨증이 되는 것입니다.

마지막으로 심리적인 격리입니다. 엄마가 전업 주부라서 아이와 같이 있는 시간의 양은 부족하지 않으나, 엄마가 동생을 돌보느라 바빠서 혹은 엄마의 무관심이나 무지 때문에 아이와 같이 있는 시간의 질이 별로 좋지 않은 경우입니다. 심한 경우 우울증을 앓는 엄마가 아이를 학대하여 아이가 야뇨증에 걸린 사례도 있었습니다.

세 경우 모두, 3세 전후에 엄마와 떨어질 준비가 안 된 상태에서의 무리한 격리가 아이를 불안하게 하여 뇌와 방광의 대화 채널의 완성을 방해합니다.

• 아빠

'남자는 지시를 위해서 여자는 소통을 위해서' 대화를 시도한다고 합니다. 태생적으로 남자는 소통에 약합니다. 부족 간에 원시적인 전쟁이 있던 시절, 전쟁에서 패했을 때 남자들은 싸우다 죽거나 도망치면 끝이었습니다. 적과 대화할 기회도 필요도 없었습니다. 그러나 어린 아이들이 딸린 여자들은 아이들 때문에 싸우다 죽을 수도, 혼자 도망칠 수도 없었습니다. 아이와 엄마가 모두 살 수 있는 유일한 방법은 정복자를 말로 잘 설득해서 본인과 아이의 목숨을 지키는 것이었습니다. 그러기 위해서는 정복자가 무엇을 원하는지를 알아내고 자신이 정복자에게 필요한 사람이라는 것을 필사적으로 설득할 수밖에 없었습니다. 그런 노력들이 지금까지 이어져 여자들은 특유의 소통 능력이 발달했습니다.

휴일에 아이를 데리고 학교 운동장에 나가 봅니다. 엄마들은 처음 보는 모르는 사이여도 얼마 후 아이를 소재로 자연스럽게 대화를 나눕니다. 아빠들끼리는 어떨까요? 아이의 성화에 아빠들끼리 한 팀을 이뤄 축구를 해도 서로 한 마디 말도 없이 공만 열심히 쫓아다니다가 끝나면 아이들끼리만 인사하고 헤어집니다. 아빠의 소통 능력의 부족을 나타내는 한 예입니다.

자녀 교육에도 아빠의 소통 능력 부재가 영향을 미칩니다. 아이가 힘들어 할 때 아이의 입장에서 생각해 보고 아이의 말을 들어 보고 아이를 이해하여 그 상황을 개선하려 하지 못합니다. 사실 아빠가 살면서 거쳐 온 학교, 군대, 직장에서 소통을 위한 대화 시도는 반항과 불복종으로 여겨져 거기에 따른 불이익이 따랐습니다. 그런 환경에서 자라온 아빠들이 대화를 통한 소통을 중시하는 최근의 시대 변화에 적응하기가 힘든 것은 어찌 보면 당연한 일입니다. 그렇기 때문에 자녀들에게도 대화보다는 자신이 살아온 대로 군대식으로 명령을 하달하는 데 익숙합니다. 나중에 후회하고 마음 아파하기 일쑤지만 아이들의 잘못에 큰 소리로 화를 내고 야단치며, 심하면 체벌을 하기도 합니다. 아빠의 이런 소통 불능의 강압적인 태도는 3세 전후의 아이에게 공포를 주고, 그 공포가 뇌와 방광의 대화 채널을 완성하지 못하게 방해합니다.

점차 아이들이 아빠를 두려워하면서 슬슬 피하게 됩니다. 그러다 사춘기가 되면 아빠에게 반항하기도 합니다. 그런 아이의 변화에도 아빠가 양육 태도를 바꾸려 하지 않고 여전히 같은 방식으로 아이를 밀어붙이면 아이는 아빠와의 갈등 관계에서 불안을 느끼게 됩니다. 아이가 야뇨증에서 벗어나지 못하는 데에 아빠의 이런 태도가 직간접적으로 영향을 끼칩니다.

• 어르신

맞벌이 때문에 아이를 어르신께 맡기는 경우가 많습니다. 친부모님이든 시부모님이든 아이를 안심하고 맡길 수 있는 피를 나눈 가장 믿을 만한 분이기 때문일 것입니다. 우리를 헌신적으로 키워 주셨듯이 내 자식이자 당신의 손자인 아이도 그렇게 키워 주실 것을 믿어 의심치 않습니다. 그러나 어르신의 자식을 사랑하는 그 마음이야 변했겠습니까마는 세월이 많이 변해 몸도 마음도 예전 같지 않게 둔해졌습니다.

둔하다는 것은 몸이 변화에 적응하는 것이 빠르지 않다는 말입니다. 팔다리, 허리, 무릎 등 몸의 활동이 둔해져 움직임이 예전같이 빠르지 못합니다. 동시에 뇌도 둔해져 기억력, 집중력이 떨어집니다.

둔하다는 것은 또한 시대적 변화에 적응하는 것도 빠르지 않다는 의미가 있습니다. 어르신이 자식을 키울 때의 시대 상황과 교육 내용이 지금 손자 때와는 아주 많이 바뀌었습니다. 어려운 환경에서도 자식들을 훌륭히 키웠던 분이지만 지금은 그 열정과 기력이 많이 쇠해 있습니다. '내리 사랑'이라는 시대를 관통하는 진리는 바뀌지 않았지만 유행과 가치관이 많이 바뀌었습니다. 30~40년 전에는 통했던 자녀 교육의 패러다임으로 손자를 키우려 하지만 곳곳에서 갈등이 생깁니다.

어르신들의 야뇨증에 대한 인식에도 문제가 있습니다. 잘 먹고 잘 뛰어놀면 몸이 튼튼해져서 야뇨증도 저절로 낫는다고 생각합니다. 그러므로 야뇨증과 밀접한 관련이 있는 아이의 여러 면에서의 잘못된 생활 습관을 고쳐 주려 하지 않습니다.

첫째, 식생활입니다. 손자가 야뇨증이 있어도 잘 먹어야 잘 큰다는 생각이 강하므로 밤참을 제한하지 않고 배고프다하면 한밤중에라도 먹이려 합니다.

둘째, 지나친 TV 시청과 컴퓨터게임이 야뇨증에 좋지 않다는 것을 간과하여 제한하지 않습니다. 쉬지도 놀지도 못하고 이곳저곳 학원만 다니는 것 같은 아이들을 어르신들은 항상 안쓰러워합니다. 그런 아이들이 TV를 보거나 컴퓨터게임을 하면 모처럼 쉰다고 생각하시어 맘껏 하게 놔둡니다. 또 다른 이유도 있습니다. 떠들고 뛰던 아이들이 TV를 시청하거나 컴퓨터게임을 할 때는 집안이 조용해집니다. 어르신들도 모처럼 쉴 수 있는 시간이기 때문에 지나친 것 같지만 모른 척합니다.

셋째, 야뇨증의 원인은 심리적인 문제임에도 아이가 심리적으로 불안할 수 있다는 것을 인정하지 않습니다. 경제적으로 더 어렵고 힘든 상황에서도 자식들이 큰 문제없이 잘 컸는데 요즘같이 풍족한 세상에 심리적인 문제라니, 당치도 않다고 생각합니다.

이런 의식을 가지고 있는 어르신이 아이의 야뇨증 치료에는 별로 도움이 안 된다는 것을 알고 있으면서도 직장 때문에 어르신께 살림과 자녀 양육을 의지하고 있는 딸과 며느리는 자기 주장을 확실히 펴지 못합니다. 어르신이 자기 주장을 굽힐 것 같지도 않고 설득할 자신도 없으며 가정에 분란만 일어날 것 같습니다. 진퇴양난입니다.

• **형제, 남매, 자매**

형제, 남매, 자매 사이는 한없이 가깝고 서로 의지할 수 있는 사이지만 어릴 때에는 경쟁과 질투의 대상이 되는 경우가 많습니다. 하루 중 많은 시간을 서로 부딪치면서 받는 스트레스는 야뇨증을 낫지 않게 하는 결정적인 원인으로 작용할 수 있습니다.

◎ 첫째 아이

　저희 병원에 내원한 환자 중 두 자녀 이상의 가정만 골라 통계를 내본 결과, 야뇨증 아이 중 59.9%가 첫째 아이라는 통계가 나왔습니다. 아이의 성격이나 가정 환경의 차이는 배제하고 순전히 출생 순서만 놓고 야뇨증과의 연관성을 살핀 통계입니다.

　첫째 아이는 세상이 자신을 중심으로 돌아가는 줄 알 정도로 주위의 사랑을 한 몸에 받고 큽니다. 그러다 동생이 태어나면서 급전직하의 상황에 처하게 됩니다. 배고파도 대소변을 봐도 무엇이든지 요구만 하면 바로바로, 아니 요구하기도 전에 알아서 해 주던 부모가 언젠가부터 변했습니다. 배고프다고 해도 동생 씻기고 줄 테니 잠깐만 기다리라고 합니다. 혹여 칭얼거리기라도 하면 참을성 없다고 핀잔을 듣습니다. 엄마, 아빠도 할머니, 할아버지도 자신을 대하는 것이 예전 같지 않고 동생을 더 예뻐하는 것 같습니다. 이렇게 급변한 환경은 첫째 아이에게는 하늘이 무너질 듯한 충격입니다. '왜 이렇게 되었을까?'하고 고민하다가 자신이 뭔가 잘못하여 벌을 받고 있다고 생각합니다. 그 상황에서 벗어나기 위해 벌 대신 상 받을 행동이 뭘까 생각합니다. 상과 벌을 결정하는 결정권자인 부모가 '뭘 원하는가?' 눈치를 보기 시작합니다. 이런 아이는 자기 주장은 없이 엄마가 하라는 대로 하는 '마마보이'로 자랄 가능성이 많습니다.〈"출생의 심리학", 클리프 아이잭슨 외 1인, 21세기북스〉

　첫째 아이와 둘째 아이의 터울은 한 살~세 살인 경우가 많습니다. 그 정도의 터울은 둘째로 하여금 첫째를 이기고 싶다는 욕구를 자극하며, 비슷한 또래로서 동선과 관심 부분이 많이 겹칩니다. 첫째가 잘

못했을 때 부모한테 혼나는 것을 보면서 둘째는 제3자의 객관적인 입장에서 부모가 무엇을 원하는지, 어떻게 해야 사랑받는지를 알게 됩니다. 자신이 혼나는 것을 고소해하며 부모에게 아양 떨어 칭찬받는 둘째에게 첫째는 분함과 질투를 느끼게 됩니다.

혹여 둘째가 첫째보다 먼저 밤에 소변을 가리거나 학업 성적이 앞선다면 첫째는 스트레스를 엄청나게 받습니다. 비슷한 나이의 여자아이가 남자아이보다 지적인 발달이 빠른 것을 감안할 때, 첫째가 아들, 둘째가 딸인 경우 첫째의 스트레스가 특히 심합니다. 동생이 미워서 힘으로라도 좀 제압하려 하면 엄마, 아빠에게 혼나기 일쑤입니다. "동생이 잘못한 게 뭐 있다고 괴롭히니?" 밉고 분해서 잠이 안 옵니다. 뒤척이며 울다가 잠듭니다. 소변을 실수합니다.

저희 병원 환자 중에서도 첫째인 오빠가 두 살 터울인 여동생에 대한 피해 의식 때문에 야뇨증이 잘 낫지 않았던 사례가 있었습니다. 둘의 성장 과정 중 특히 기억에 남는 것은 서로 다른 학원을 다닌 적도, 다른 선생님께 과외를 받은 적도 없다는 것이었습니다. 부모의 입장에서 보면 한 번의 수고로 검증된 학원과 과외 선생님을 선택하는 것이 매우 효율적이겠지요. 그러나 첫째 아이의 입장에서 보면 항상 자기보다 잘하는 여동생과 어쩔 수 없이 같은 학원, 같은 수준의 수업을 들으며 서로 비교되는 것이 너무 싫었을 것입니다. 치료를 받아 좋아졌지만 완전히 낫지 않던 이 아이는 여동생과 다른 학원으로 옮기고 나서야 야뇨증이 나았습니다.

◎ 둘째 아이

　엄마, 아빠의 첫 자식, 할머니, 할아버지의 첫 손자에 대한 애정이 깊어 충분한 사랑을 못 받고 자라는 둘째 아이도 있습니다. 몇 년의 터울로 인하여 자기보다 체격도 크고 뭐든지 잘하는 첫째입니다. 어른들의 말 한마디에 영향을 많이 받는 아이들이기에 어른들이 첫째를 일방적으로 두둔한다면 둘째는 기를 펴고 살 수가 없습니다. 특히 장손을 중시하는 유교사상에 젖은 할머니, 할아버지가 키우는 가정에서는 이런 현상이 심할 수 있습니다.

　일곱 살 이상 터울의 형제인 경우, 둘은 학교를 같이 다닌 적이 없습니다. 같은 시기에 같은 학교를 다닌 적이 없다는 것은 둘의 세대 차이가 확실히 있다는 의미입니다. 특히 첫째가 권위적인 성격이면 둘째는 첫째를 상당히 어려워합니다. 아무리 노력하고 애써도 일곱 살 이상의 차이는 체격이나 지적 능력에서 넘을 수 없는 벽입니다. 둘째는 그런 첫째가 부모님보다 더 어려운 존재입니다.

　저희 병원에서 치료하던 초등학교 3학년 아이가 그런 경우였습니다. 직업 군인인 아버지 밑에서 엄격한 교육을 받고 자란 대학생 누나가 이 아이에게는 아버지보다 더 무서웠습니다. 마침 같이 내원한 누나를 불러 동생의 야뇨증이 안 낫는 데에 누나의 책임도 있고 많이 예뻐해 주어야 동생의 야뇨증이 나을 거라고 설명했습니다. 잘 이해한 누나가 태도를 바꾼 후에 야뇨증이 급격히 호전되었습니다.

• 셋째 아이

　셋째 아이는 사랑을 넘치게 많이 받고 자란 첫째와 그런 첫째를 질투하면서 자란 둘째와는 또 다른 특성을 가지고 있습니다. 셋째의 입장에서 나이로나 체격으로나 첫째는 자신이 감히 넘볼 상대가 아닙니다. 그렇다고 둘째가 만만한 것도 아닙니다. 첫째를 이기기 위해 수년간 전투력을 향상시켜온 둘째는 셋째가 자신을 넘보려는 낌새를 본능적으로 알아차리고 그런 시도를 원천 봉쇄합니다.

셋째 아이의 존재만으로도 즐겁고 감사하던 시기도 지나고 세 아이의 양육에 지친 엄마, 아빠는 셋째의 이런 갑갑한 마음에 관심을 가질 여유가 부족합니다. 집안에서 제일 어린 막내인 셋째는 누구하나 만만한 상대가 없습니다. 부모님, 첫째, 둘째를 넘지 못하고 좌절을 느끼는 생활이 반복됩니다. 뇌와 방광의 대화 채널 완성에 나쁜 영향을 끼칩니다.

• 한 자녀 가정의 아이

요즘은 한 자녀 가정이 많이 늘고 있습니다. 늦은 결혼과 그에 따른 엄마의 노산, 자녀 1인당 양육비의 과중한 부담, 경제적으로 쪼들리는 노후를 맞기 싫다는 사고의 변화 등이 그 원인으로 생각됩니다.

한 자녀 가정에서 자란 아이는 다(多) 자녀 가정에 비해 물질적으로 풍요로운 혜택을 받는 반면 정신적으로는 유약해지기 쉽습니다. 대표적인 한 자녀 국가인 중국의 경우, 아이들끼리의 다툼이 부모뿐만 아니라 조부모에까지 이르는 삼대에 걸친 싸움으로 확전된다고 합니다. 각 가정마다 외동 아이는 너무나 귀하고 소중하기 때문입니다. 한 자녀는 너무 애지중지 커서 어려움을 겪은 경험이 적고, 그로 인해 어려운 상황에 처했을 때 아이 스스로 노력하여 극복하는 방법을 모르게 됩니다. 하나밖에 없는 귀한 자식, 바람 불면 날아갈까 조심조심, 하나부터 열까지 간섭합니다. 혼자서는 절대 밖에 못 나가게 하고 추우면 감기 걱정에 집안에서만 놀게 합니다. 음식도 유기농 제품만 먹이고 친구도 가려서 사귀게 합니다.

이런 환경에서 자란 아이는 밤에 소변을 실수해도 혼나거나 싫은 소리를 들은 적이 없기 때문에 미안해하지도 않습니다. 야뇨증은 밤참을 먹지 않아야 하는데도 성장에 지장이 있을까 봐 주의를 받지도 않습니다. 오히려 크면 나을 거라고 부모에게 위로를 받습니다. 아이가 소변을 가려야겠다는 동기를 부여받을 기회가 없습니다.

반면, 커서 도움을 받을 형제도 없으니 혼자서라도 험한 세상에서 견딜 수 있도록 똑 부러지게 키우겠다며 매사에 간섭하고 엄격하게 키우는 부모도 있습니다. 아이의 일과가 쉴 틈 없이 빡빡합니다. 아이가 긴장과 불안 속에서 생활합니다. 뇌와 방광의 대화 채널의 완성이 지속적으로 방해를 받습니다.

관리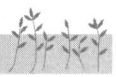

• 배뇨 훈련의 시기

요즘은 좀 덜하지만 한때 선행 학습이 유행하던 시절이 있었습니다. 초등학교 고학년이 중학교 수학을 앞서 배우고, 중학생은 고등학교 과정을 배웠습니다. 그러나 처음에는 선행 학습을 받은 아이들이 앞선 것 같았지만 실제로는 먼저 받은 학습에 피로를 느끼고 흥미가 떨어져 나중에는 오히려 성적이 뒤쳐지는 폐해가 드러났습니다. 무엇이든지 '때가 있는 법'이어서 받는 사람이 받을 준비가 되어 있어야 주는 것을 잘 받아들일 수 있습니다. 부모가 자식 잘되라고 좋은 말을 아무리 많이 해 줘도 자식이 마음에 받아들일 준비가 안 되어 있다면 '소귀에 경 읽기'가 되고 맙니다.

배뇨 훈련도 마찬가지입니다. 뇌가 관심을 내부보다는 외부의 주변 환경 파악에 두고 있는 2세까지는 아이가 배뇨 훈련을 받을 준비가 안 되어 있는 상태입니다. 뇌가 관심을 자기 몸 내부에 두기 시작하는 2~3세가 배뇨 훈련에 적절한 시기입니다. 지나치게 빠르게 시작한 배뇨 훈련은 선행 학습의 부작용처럼 대소변을 가리는 것도 오히려 늦추고 성격 형성에도 좋지 않은 영향을 끼칠 수 있습니다.

정신분석가 프로이드는 아동의 발달 단계를 설명할 때, 쾌감을 느끼는 부위가 구강 → 항문 → 생식기로 바뀌며 각 단계에서 욕구를 충분히 만족해야 다음 단계로 넘어간다고 했습니다. 그렇지 않으면 다음 단계로 넘어가지 못하고 그 단계에 머무르게 되는데 그런 현상을 '고착'이라고 하였습니다.

항문기는 대략 1~3세까지이며, 이 시기는 배변 훈련의 시기이기도 합니다. 아이는 배설을 참을 때와 배설할 때 모두에서 쾌감을 느낍니다. 이 시기 배변 훈련의 내용은 유아가 배설을 참을 때의 쾌감과 배설하는 순간의 쾌감을 화장실 갈 때까지 늦추는 것을 배우는 것입니다. 그러나 이 시기에 부모가 배변에 지나치게 관심을 기울이거나 훈련을 너무 엄격하게 시키면 아이는 부모의 성화 때문에 쾌감을 충분히 못 느껴 다음 발달 단계인 생식기로 넘어가지 못하고 항문기에 머물게 됩니다. 배설을 참을 때의 쾌감을 충분히 못 느껴 항문기에 고착된 아이는 커서 자기 소유물을 무한히 축적하려 하는 수전노적인 성격이 되고, 배설 순간의 쾌감을 충분히 못 느껴 항문기에 고착된 아이는 무절제한 성격을 갖게 됩니다. 반대로 이 시기에 적절하게 배변 훈련을 받은 아이는 후에 생산적이고 창의적인 성격이 됩니다.

- **밤에 깨우기**

　야뇨증 아이 부모들이 아이의 생활 지도에서 갈등하는 1순위가 '밤에 깨워야 하나 말아야 하나?'입니다. 배뇨 훈련을 위해서 혹은 지긋지긋한 이불 빨래를 줄이기 위해서는 깨워야 할 것도 같습니다. 그러나 밤 11~2시 사이에 깨우면 성장호르몬의 분비 리듬을 깨뜨려 아이의 성장에 좋지 않다고도 합니다. 더욱이 직장에 다니는 부모는 새벽에 잘 안 일어나는 아이를 깨우느라 잠을 설치고 나면 다음날 피로하여 근무에 지장이 있습니다. 타협책으로 주말에만 깨우기도 합니다. 어찌해야 할지 난감합니다.

　야뇨증의 전문가로서 결론부터 말씀드리면 '깨우자.'입니다. 그러나 단서가 있습니다. '제대로 잘 깨우자.'입니다.

　기억에는 단기 기억과 장기 기억이 있다 했습니다. 단기 기억은 말 그대로 대상을 짧은 기간 동안만 기억하는 것입니다. 숫자를 1초 동안 보여 주고 '그 기억이 얼마나 가는가?' 조사해 보니, 대략 7초 정도 지속된다고 합니다. 단기 기억은 해마라는 조직에서 저장됩니다.

　반면에 장기 기억은 평생 기억하는 것입니다. 누구나 악몽을 꾸다가 깬 적이 있을 것입니다. 너무나 생생하고 무서워서 꿈의 내용을 오랫동안 잊지 못할 것 같습니다. 그러나 한 숨 더 자고 아침에 일어나면 꿈의 내용은 잘 기억나지 않고 무서워서 깼던 것만 기억납니다. 다음날이면 그런 꿈을 꾸었던 것조차 잊어버립니다. 그러나 매일은 아니지만 며칠에 한 번, 아니 1주일에 한 번이라도 같은 꿈을 계속해서 여러 번 꾼다면 그 꿈의 내용은 평생 기억될 것입니다. 몇 십 년이 지난 후에도 '그 당시 내가 이런 내용의 꿈을 꿨었지.'하고 기억할 수 있습니다. 장기 기억은 대뇌피질에 각인되어 평생 저장되기 때문입니다.

누구나 어릴 적에 자면서 소변이 마려운 것을 느꼈지만 너무 졸리고 일어나기 귀찮아서 혹은 화장실로 착각하여 이불에 소변을 누었던 경험이 한두 번은 있을 것입니다. 꿈은 꿨지만 아침에 그 내용을 기억 못 하듯, 아침에 일어나 기억을 못 하기 때문에 아무 느낌도 없었다고 생각하는 것이지 실제 아이가 소변을 실수할 때 아무 느낌도 없이 실수하는 것은 아닐 것입니다. 아이의 요의를 느끼는 기관이 마비된 것은 아니기 때문입니다. 요의를 느끼자마자 참지 못하고 바로 실수하는 아이도 있고 느낀 후 한동안 참고 있다 실수하는 아이도 있습니다. 두 경우 모두 요의를 자각하고 잠에서 깨지는 못하지만 뇌는 방광의 소변보고 싶다는 신호를 받고 있는 상태입니다.

이렇게 각성은 못하지만 뇌가 방광의 신호를 감지하고 있는 상태에서 누군가 깨운다면 뇌는 '아! 바로 전의 이 느낌이 소변이 나오려는 느낌이니까 잠에서 깨야 하는구나.'하고 기억을 합니다. 단기 기억입니다. 이런 경우가 잦아진다면 뇌에서 장기 기억으로 확실히 자리 잡으면서 수면 중에 소변이 마려우면 참고 못 참겠으면 잠에서 깨는, 뇌와 방광의 대화가 시작됩니다. 뇌가 조건 반사 훈련을 받는 것입니다.

'밤에 깨우기'에서도 '배뇨 훈련'에서처럼 '소귀에 경 읽기'라는 격언이 해당됩니다. 아무리 가르쳐봐야 뇌가 학습할 준비가 안 되어 있으면 소용이 없습니다. 한 달 정도 깨워 누여 보고도 정신 차리고 깨어나는 정도에 발전이 없다면 깨우기를 중단하는 것이 좋습니다. 깨우느라 실랑이하면서 괜스레 부모와 아이의 관계만 나빠지고 둘 다 다음날 피곤하여 생활에 지장만 주기 때문에 오히려 야뇨증에 좋지 않습니다.

• 언제 깨울까?

아이가 9시간을 잔다면, 한 수면 주기는 90분이므로 하루밤에 총 여섯 번의 수면 주기가 있습니다. 뇌에너지가 떨어지는 때도 경향성이 있어, 몇 번째 주기, 어떤 수면 때에 실수하는 것이 대략 정해져 있을 수 있습니다. 첫 번째 주기에 실수하는 아이도 있고 아침 일어나기 직전 여섯 번째 주기에 실수하는 아이도 있을 것입니다. 하루에 두 번, 첫 번째와 네 번째 주기에 실수하는 아이도 있을 것입니다.

뇌에너지가 떨어질 때 소변을 실수한다고 했습니다. 아이가 렘수면에 주로 뇌에너지가 소진되어 실수할 수도 있고 비렘수면에 고갈되어 실수할 수도 있습니다. 그렇다면 비렘수면에 실수하는지 렘수면에 실수하는지 어떻게 구별할 수 있을까요? 렘수면 때에는 골격근이 거의 마비되기 때문에 움직임이 없다 했습니다. 그러므로 실수하기 전 특정한 움직임이 있다면 비렘수면에 실수하는 것이고, 없다면 렘수면에 실수하는 것입니다. 각각의 경우에 어떻게 깨울지를 설명하면 다음과 같습니다.

◎ 비렘수면 때 실수하는 경우

　비렘수면 때는 소변을 실수하기 직전에 하는 몸의 움직임이 아이마다 다양합니다. 몸을 이리저리 뒤척이는 아이, 잔뜩 웅크리고 있는 아이, 징징거리는 아이, 성기를 잡고 있는 아이 등. 한동안 아이가 실수하는 시간쯤에 미리 깨서 실수하기 직전에 특별한 움직임이 있는가를 확인하십시오. 실수하기 직전 우리 아이만의 특별한 행동이 있다면 그 행동을 할 때까지 기다리다가 그때 깨우는 것이 제일 효과적입니다. 그러나 실수하기 전에 하는 특정 행동을 부모가 졸려서 기다리기 곤란한 경우가 있습니다. 그럴 때는 대략 미리 파악해 둔 시간쯤에 깨우십시오.

◎ 렘수면 때 실수하는 경우

　실수하기 직전에 특정한 행동이 없다면 한동안 수시로 깨서 실수하는 순간을 확인하고 그 시간을 적어 놓습니다. 아이에 따라 실수하는 시간이 일정할 수도 있고 아닐 수도 있습니다. 실수하지 않으면서 참고 있는 시간이 길 수도 있고 짧을 수도 있습니다. 1주일 정도 확인하여 '12시 반~1시'같이 가급적 30분의 폭으로 시간대를 정해 놓습니다. 비렘수면 때처럼 실수하기 직전의 신호가 없으므로 깨우는 순간이 소변을 참고 있는 순간인지 아니면 소변이 마렵지 않은 순간인지 알 수는 없습니다. 깨우는 순간이 소변을 참고 있는 때이기를 바라며 깨울 수밖에 없습니다. 운이 좋아 깨울 때가 참고 있을 때일 수도 있고 아닐 수도 있습니다. 참고 있을 때면 훈련되어서 좋고 아니라면 그 날은 실수 안 해서 좋습니다.

• 야뇨 경보기

　양방 병원에서 양약으로 야뇨증을 치료하다가 효과가 만족스럽지 않을 때 의사들이 권하는 방법이 야뇨 경보기입니다. 부모들의 '언제 깨워야 하나'라는 고민을 단번에 해결해 준 야뇨 경보기의 작동 원리는 간단합니다. 소변을 실수했을 때 소변이 속옷의 가장 먼저 닿을 만한 부위에 집게 모양으로 된 센서를 부착합니다. '+'와 '-'로 구성된 센서는 속옷 옷감에서는 전기가 안 통하여 벨이 안 울리지만 실수하여 소변이 속옷을 적시면 전기가 통하여 벨이 울리게 됩니다.

　야뇨 경보기는 인체의 조건 반사 원리를 야뇨증 치료에 응용하기 위해 고안된 기기입니다. 야뇨증은 수면 중에 뇌가 요의를 느끼고 방광에게 소변을 참으라고 명령하지만 방광이 더 이상 소변을 못 참을 때 뇌가 각성하지 못하여 실수하는 증상입니다. 비록 뇌가 각성하지 못하고 실수했더라도 뇌와 방광의 대화의 흔적은 뇌에 잠시 동안 잔상으로 남아 있습니다. 뇌와 방광의 대화의 흔적이 사라지기 전에 외부의 도움이지만 잠을 깨게 하여 그 잔상이 뇌에 장기 기억으로 남게 도와 주는 기기가 야뇨 경보기입니다. 그렇게 야뇨 경보기의 도움을 자주 받다 보면 소변이 마려울 때 반사적으로 잠에서 깨는 조건 반사가 완성됩니다.

　야뇨 경보기의 소리를 듣고 깬 후, 아랫배의 뻐근함과 '또 쌌구나.' 하는 죄책감, '귀찮지만 일어나 눌 걸.' 하는 후회, '다음에는 꼭 일어나자.'는 다짐 등의 복합적인 감정이 뇌에 기억됩니다. 이와 같이 야뇨 경보기를 이용하여 조건 반사를 완성하기 위해서는 야뇨 경보기가 울리자마자 아이가 깨야 하며, 부모가 아이와 같은 방에서 자야 부모가 먼저 깨서 아이를 깨울 수 있습니다. 야뇨 경보기 소리는 우렁차게 울리는데 부모도 아이도 잠에서 바로 깨지 못한다면 젖은 옷을 갈아입고 잔다는 의미 이외에는 없을 것입니다. 경보기가 울린 후 최대한 바로 깨어야 야뇨 경보기의 효과를 기대할 수 있습니다.

• **기저귀**

'기저귀를 채워야 하나 말아야 하나?' 부모들의 또다른 고민입니다. 안 채우자니 매일 이불 빨래가 감당이 안 됩니다. 화가 나다가도 실수하고 나서 미안함에 기죽어 있는 아이의 모습을 보면 마음이 찡합니다. 자기 침대가 있어도 침대 매트에 소변 냄새가 밸까 봐 바닥에서 잡니다. 동생은 캐릭터가 그려진 예쁜 이불을 덮고 자는데 자주 빨아서 허름해진 이불을 아무 불평 없이 덮고 자는 것을 보면 안쓰럽습니다. 친구가 집에 놀러 와도 방에서 소변 냄새가 날까 봐 자기 방에는 못 들어가게 하는 것을 보면 측은합니다. 겨울철에는 소변을 실수한 후 바로 갈아입히지 않으면 감기에 걸리고, 감기에 걸리면 소변을 더 자주 실수합니다.

이런 고민을 한 번에 해결하는 방법이 기저귀를 사용하는 것입니다. 기저귀를 채우고 재우면 요와 이불은 안 젖어 좋기는 합니다. 그러나 그것도 하루 이틀, 아이가 점점 기저귀에 의존하는 것 같습니다. 기저귀를 안 채웠을 때는 아침에 일어나 침구가 젖은 것을 확인하고 미안해했는데, 기저귀를 차고 잔 후, 침구가 안 젖는다는 것을 알고 나서부터는 미안해하는 기색이 사라졌습니다. 실수하고 기가 죽어 있는 모습을 보는 것도 싫었지만 실수하고 나서 아무 일 없었다는 듯 당당해하는 것은 더 보기 싫습니다. 자신이 오줌싸개라는 인식을 못 하고 소변을 가리려는 노력을 전혀 안 하는 것 같습니다. 밤에 음식 조심도 안 하고, 자기 전 소변보고 자는 것도 빼먹습니다. "싸면 어때, 이불은 안 젖는데 뭐."라고 하기도 합니다. 매일 밤 한 개씩, 기저귀 구입하는 데 드는 비용도 만만치 않습니다.

기저귀를 채워야 할까요? 채우지 말아야 할까요? 정답은 없습니다. 소변을 못 가리는 것에 대해 많이 미안해하고 자존심 상해하는 예민한 아이는 기저귀를 채워 안심시킬 수 있습니다. 반대로 미안함 없이 소변을 가리려는 의지가 약한 아이는 침구의 축축한 느낌을 통해 자신이 오줌싸개라는 것을 자각하게 하여 실수 안 하려는 마음이 들게 해 줘야 합니다. 채우긴 해야겠는데 의존성이 염려된다면 궁여지책으로, 자기 전에는 안 채워 재우고 잠든 후에 채운 후, 아이가 잠에서 깨기 전에 빼낼 수도 있습니다. 아이의 성격과 상황에 따라 적절하게 대처해야 합니다.

- **키 쓰고 소금 얻기**

시대가 다르면 병의 종류도 달라지고 같은 병이라도 그 원인이 달라집니다. 변비를 예로 들어 보겠습니다. 대변이 잘 안 나오는 증상인 변비는 예나 지금이나 있지만 그 원인은 시대에 따라 다릅니다. 예전에는 장운동은 정상인데 먹을 것이 없으니 나갈 것도 별로 없어 변비에 걸리는 경우가 많았다면, 요즘에는 먹을 것은 충분한데 섬유질이 부족한 음식을 주로 먹어 장운동이 안 되어 변비가 걸리는 경우가 많습니다.

불과 40~50년 전 만 해도 먹고살기 바빠 자녀 교육에 관심을 둘 여유가 없던 시절이 있었습니다. 그때도 야뇨증은 있었습니다만 요즘의 야뇨증과는 원인이 다릅니다. 과거에는 사회가 단순하여 뇌의 발달에 필요한 자극을 받을 기회가 절대적으로 부족했습니다. 그러나 요즘에는 사회가 너무 발달하여 뇌가 처리할 수 있는 능력 이상으로 자극이 많아 뇌에 과부하가 걸려 있는 경우가 많습니다. 두 경우 모두 결과는 뇌가 방광과 대화를 잘 못하는 것으로 나타날 수 있습니다. 그러나 전자는 뇌가 덜 발달하여 방광과 대화할 능력이 부족한 것이 원인이고, 후자는 뇌가 발달은 하였으나 다른 일을 하느라 바빠서 방광과 대화할 여력이 없는 것이 원인입니다.

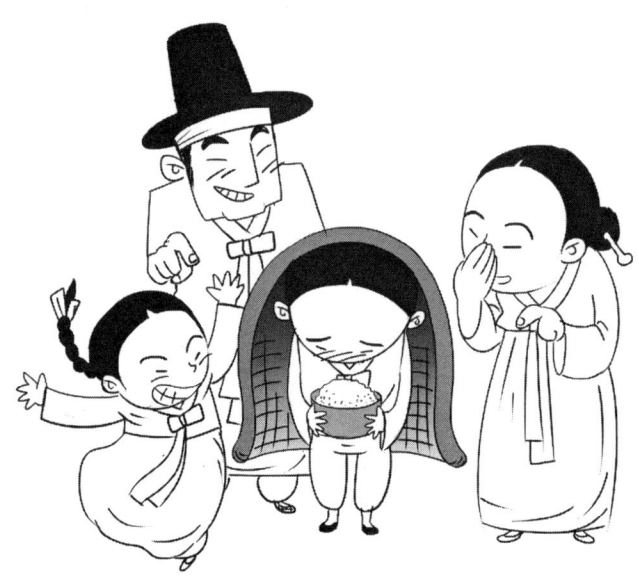

▲ 키 쓰고 소금 얻기

과거에 뇌가 덜 발달해서 오는 야뇨증의 경우, 집에서 주의를 주다가 안 되면 키를 씌워 동네를 한 바퀴 돌며 소금을 얻어오라고 시켰습니다. 영문도 모르고 집을 나선 아이는 소금을 얻으러 이집 저집 다니다가 오줌싸개 왔다고 놀리는 동네 어른과 아이들의 놀림에 창피함을 느끼게 되고 '앞으로 소변을 실수하면 안 되겠구나.' 생각하며 정신을 번쩍 차리게 됩니다. 이때부터 뇌가 자극을 받고 발달하기 시작하여 방광과의 대화에 집중하면서 야뇨증이 낫게 됩니다.

그러나 요즘같이 자아 의식이 강한 시대에 동네 친구들이 소변을 실수하는 것을 알게 하여 아이에게 창피를 준다면 큰일 날 일입니다. 야뇨증 치료가 문제가 아니라 아이가 우울증과 대인기피증에 걸려 이사를 가야할 지도 모릅니다. 그러므로 '키 쓰고 소금 얻기'는 과거에나 효과가 있었던 방법이지 요즘 시대에는 맞지 않는 방법입니다. 같은 이유로 집안에서라도 야뇨증 아이를 혼내거나 창피를 줘서 자존심을 상하게 하는 것은 야뇨증 치료에 좋은 방법이 아닙니다. 혹시 부모님 자신도 모르게 아이에게 그렇게 하고 있지는 않나 되돌아보고 항상 조심해야 합니다.

• 칭찬과 격려

"칭찬은 고래도 춤추게 한다"라는 책이 베스트셀러인 때가 있었습니다. 당시에 칭찬은 인간뿐만 아니라 동물에게도 삶의 의욕과 자신감을 준다는 내용으로 독자에게 신선한 충격을 주었습니다.

칭찬과 격려는 인간에게 가장 심리적인 안정감을 주는 방법으로 야뇨증 아이의 경우도 소변을 실수했을 때 혼내지 않고 오히려 격려

해 주면 엄마가 자기를 사랑하고 있다는 확신과 함께 심리적인 안정 감과 치유에 대한 자신감을 느낍니다. 매일 새로운 세계를 만나는 아이들은 칭찬과 격려를 먹고 자란다고 해도 과언이 아닙니다. 아이는 다른 사람에게 칭찬과 격려를 받거나 인정을 받으면 자신감이 생기고 어떠한 일이든 스스로 해보려는 욕구가 샘솟게 됩니다. 하지만 칭찬과 격려도 잘못하면 일상적인 말로 느껴 효과가 떨어집니다. 따라서 칭찬과 격려를 하는 데에도 기술과 원칙이 필요합니다. 다음의 몇 가지 원칙을 참고하시기 바랍니다.

첫째, 말로 하는 칭찬과 격려가 말하는 사람의 태도와 일치해야 합니다. 말로는 "오늘은 안 쌌구나." 하면서 얼굴은 딱딱하게 굳어 있거나 무표정하다면 아이는 정말로 칭찬받고 인정받았다는 느낌을 받지 못합니다. 약간은 과장스런 칭찬의 말과 함께 환하게 웃는 얼굴, 따뜻한 윙크, 엄지손가락을 위로 치켜 올리는 손짓 등 칭찬의 마음을 효과적으로 잘 전달할 수 있는 행동이 동반되어야 합니다.

둘째, 칭찬받을 행동을 한 즉시 칭찬해야 합니다. 훌륭한 칭찬이라 하더라도 시간이 지나면 효과가 감소합니다. 아침에 아이를 깨우면서 침구를 확인하고 안 싼 것을 확인했으면 바로 그 자리에서 칭찬해야 합니다. 칭찬을 망설이거나 다음으로 미루면 효과가 떨어집니다.

셋째, 칭찬은 구체적이어야 합니다. "넌 정말 훌륭하구나!", "넌 정말 착하구나!"는 식의 애매한 표현은 말하기는 편하지만 아이로선 자기의 어떤 점 때문에 칭찬을 받았는지 알아들을 수 없게 합니다. "어제 밤 먹고 싶은 걸 기어코 참더니 오늘은 안 쌌네. 정말 참을성이 많은걸! 엄마는 네가 정말로 자랑스럽단다."는 식으로, 칭찬을 받을 만한 아이의 행동을 구체적으로 언급하면서 그 행동에 대해 칭찬을 해 주어야 합니다.

넷째, 빈정거림이나 힐난이 동반된 칭찬은 하지 않는 것이 좋습니다. 예를 들어 "어쩐 일이니, 소변 실수를 다 안 하고?"같이 빈정거리는 칭찬은 안 하느니만도 못합니다. "정신 차리면 이렇게 안 싸면서 왜 전에는 이렇게 하지 않았니?"라는 식으로 토를 다는 칭찬도 좋지 않습니다. 칭찬을 하려고 마음을 먹었다면 아이가 잘한 부분에 대해서만 집중적으로 하는 것이 좋습니다.

다섯째, 말로만 하는 칭찬이 아니라 다정하게 안아 주기, 뽀뽀해 주기, 볼 맞대고 비비기 등 적극적인 애정 표현도 같이 곁들이는 것이 좋습니다.

여섯째, 아이가 무조건적인 사랑을 경험하게 해야 합니다. "네가 소변을 실수해도 너를 사랑하는 엄마의 마음은 변하지 않아. 그렇지만 조금만 더 노력하자.", "소변을 실수해도 엄마에게 가장 소중한 사람은 너란다." 등의 격려는 아이에게 안정감과 사람에 대한 신뢰감을 주고 소변을 실수 안 하기 위해 노력하겠다는 의지를 자극합니다.

부모에게 칭찬과 격려로 인정받으며 자란 아이는 부모 곁을 떠나 세상에 나아가서도 혼자 힘으로도 잘 할 수 있다는 자신감을 갖게 됩니다. 그 자신감이 있으면 야뇨증도 혼자 힘으로 나을 수 있습니다.

- **보상**

어떤 목표를 향해 노력할 때 동기 유발을 위해 보상을 해 주는 것이 도움이 됩니다. '당근과 채찍'에서 당근의 의미입니다. 그 동기 유발은 스스로가 만들 수도 있고 타인이 만들어 줄 수도 있습니다. 초등학교 고학년 이상이라면 중학생이 되어서도 실수하면 안 된다는 위기 의식이 동기 유발이 될 수 있습니다. 그러나 미취학 아동이나 초등학교 저학년 아동은 자기가 소변을 실수하는 것을 친구들이 알 수 없고 일상 생활에도 큰 불편이 없기 때문에 치료에 대한 절실함을 못 느낄 수 있습니다. 그런 아이들에게는 소변을 실수 안 하면 좋은 점을 말해 주거나 커서도 계속 실수하면 얼마나 불편할 지에 대해 장황히 설명해도 동기 유발이 안 됩니다. 오히려 밤에 소변을 실수 안 하면 아이가 하고 싶은 것을 하게 하거나 갖고 싶은 것을 사 주는 보상이 동기 유발에 더 효과적일 수 있습니다. 보상의 내용은 칭찬, 여행, 게임같은 비물질적인 것일 수도 있고 용돈, 장난감, 선물 같은 물질적인 것일 수도 있습니다.

보상을 해 주는 기준도 변화가 있어야 합니다. 예를 들어 매일 실수하는 아이는 초기에는 실수 안 하는 날마다, 실수 안 하는 날이 점점 많아지면 연속으로 이틀 안 하는 날마다 보상을 해 주는 것이 좋습니다. 안 하는 날이 더 많아지면 이번에는 3일 연속 안 하는 날로, 그 다음에는 5일 연속, 그 다음에는 1주일, 열흘, 보름, 한 달……. 이런 식으로 하다 보면 어느덧 야뇨증이 완치됩니다.

보상에도 원칙이 있습니다.

첫째, 아이가 원하는 것으로 해 주십시오. 부모가 원하는 것을 해 주면 안 됩니다. 아이는 장난감을 원하는데 부모님이 주기를 원하는 책, 학용품, 도서상품권, 옷 등으로 해 주지 마십시오. 둘째, 아이의 수준에 맞는 것을 해 주십시오. 중학교 아이에게 초등학교 수준의 보상을 해 주면 효과가 없습니다. 반대로 초등학교 아이에게 중학교 수준의 보상을 해 주어도 효과가 없습니다. 셋째, 보상의 수준은 점차적으로 올라가야지 초반에 수준을 너무 높게 잡으면 안 됩니다. 초기에 보상의 효과가 나타나 야뇨증이 호전되는 모습을 보고 보상의 수준을 너무 높게 잡으면 혹 호전이 정체될 때 아이를 움직일 다음의 보상이 마땅치 않습니다.

야뇨증 치료에 '보상'이 주가 될 수는 없습니다. 보조적인 관리 방법으로서의 역할에 만족해야겠습니다.

• 양약

양방에서는 야뇨증에 세 가지 종류의 약을 사용합니다.

① 데소모프레신

천연 항이뇨 호르몬인 바소프레신을 인공으로 합성한 약으로 상품명은 미니린입니다. 자기 전에 먹으면 부족한 항이뇨 작용을 도와 소변을 덜 만들게 하는 역할을 합니다.

그러나 호르몬제는 동전의 양면처럼 장단점을 가지고 있습니다. 소량으로도 해당 조직에 상당한 효과를 발휘하는 반면 다른 어떤 조직에는 그만큼의 부작용을 줄 수 있습니다. 예를 들어, 갱년기 증후군이 나타나면 산부인과에서는 여성 호르몬제를 투여하지만 내과에서는 유방암의 발생 위험 때문에 여성 호르몬제 처방을 주저하는 경우가 있습니다. 이런 이유로 호르몬제는 아이에게 오랜 기간 먹일 약은 아니라고 생각합니다.

② 항우울제

한때 우울증 치료의 대표적 약물이었던 초록색의 이미프라민입니다. 이미프라민을 복용했던 우울증 환자들 중 일부는 깊이 잠들지 못하고 밤에 소변량이 적어지며 방광 수축이 억제되어 소변을 시원하게 못 본다는 호소를 합니다. 그런데 이런 이미프라민의 부작용이 야뇨증의 치료 목표와 딱 맞아떨어져서 야뇨증에 이 약을 사용하게 된 것입니다.

정신과에서 사용하는 약은 기본적으로 뇌의 신경전달물질에 영향을 주는 기전을 가지고 있습니다. 한창 성장기에 있는 어린 아이의 뇌에 화학 약물로 영향을 주는 것은 바람직하지 않습니다. 이미프라민을 먹은 야뇨증 아이들 중, 깊지 않은 잠 때문에 수면이 부족하여 짜증을 잘 내고 식욕이 떨어지는 부작용을 호소하는 경우가 있습니다.

③ 부교감신경 억제제

부교감신경의 전달 물질인 아세틸콜린의 작용을 방해하므로 항콜린성 제제라 합니다. 이 약물은 비뇨기계에 진경제 작용을 하여 방광의 과민성을 줄여 주는 역할을 합니다.

교감신경과 부교감신경은 우리 몸의 자율신경계를 구성하는 신경입니다. 자율이란 스스로 알아서 한다는 의미입니다. 그럼에도 자율을 조절하기 위해 타율을 개입시킨다면 소변은 잠시 조절될지 모르지만 다른 조직의 자율적인 반응이 혼란을 겪게 될 것입니다. 이와 같은 이유로 부교감신경 억제제의 투여는 야뇨증에는 효과가 있을지 모르지만 뇌신경에 작용하여 환청, 환시 등의 심각한 부작용을 나타낼 수 있습니다.

• 삼위일체(三位一體)

진료 상담과 투약 후 야뇨증이 호전된 환자를 보면 가끔은 '약이 주된 치료 효과였을까?' 아니면 '아이의 낫고자 하는 의지가 주된 효과였을까?' 그것도 아니면 '아이 주변 환경 개선이 주된 효과였을까?'라는 의문을 가질 때가 많습니다.

- '醫者는 意也.'(의자는 의야, 병을 잘 치료하려면 깊은 연구가 있어야 한다는 의미)

한때는 약이 치료 효과의 전부라 생각해서 야뇨증 처방 연구에만 심혈을 기울였습니다. 나름 오랜 시간 연구한 원리로 여러 아이에게서 치료 효과를 본 후 뛸 듯이 기뻐하다가 어떤 아이에게는 별 효과가 없어 실망한 적이 여러 번 있습니다.

- '精神一到 何事不成'(정신일도 하사불성, 정신을 한곳에 집중하면 어떤 일이든 이룰 수 있다는 의미)

아이의 나으려는 의지가 제일 중요하다 생각해서 아이의 치료 의지를 높이기 위해, 실수 안 하면 좋은 점을 열거하며 회유도 하고 낫지 않았을 때의 곤란한 점을 예를 들어 일종의 협박도 하며 상담한 적이 있습니다.

- '孟母 三遷之敎'(맹모 삼천지교, 인간의 성장 발달에 있어서 환경의 중요성을 강조하는 말)

부모의 양육 태도와 아이 주변의 열악한 환경 개선이 더 중요하다고 생각했던 때도 있었습니다. 부모와의 상담을 통해 가정에서 아이를 불편하게 하는 환경과 부모의 잘못된 양육 태도를 인식시켜, 아이의 마음을 편하게 해 주고 일찍 재우며 야간에 음식물 섭취를 제한하도록 하였습니다.

그러나 많은 시행착오를 거친 후의 결론은 '왕도는 없다. 어느 한쪽도 소홀하면 안 된다.' 였습니다. 삼위일체(三位一體)라는 말을 흔히 듣습니다. 삼각형은 물리역학적으로도 안정적인 구조이지만 조직학적으로도 각각이 상호보완하면서 공동의 목표를 향해 나아가기에 이상적인 구조입니다. 시너지효과(Synergy effect)라는 말도 있습니다. 우리 말로는 '상승효과(相乘效果)'라고 번역하며 1 + 1이 2 이상의 효과를 내는 경우를 가리키는 말입니다.

야뇨증 치료에서도 마찬가지입니다. 야뇨증 완치라는 공동의 목표를 향해 아이 자신, 가족, 의사의 삼자(三者)가 삼위일체가 되어 각자의 맡은 바 역할을 충실히 수행할 때 시너지 효과가 발휘되어 야뇨증이 빨리 호전됩니다.

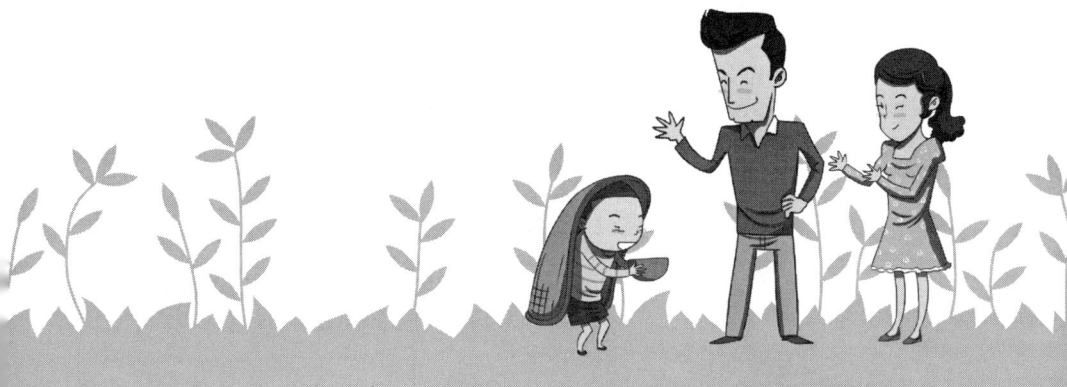

부록

사례로 보는
야뇨증

이규봉 원장이 말하는, 아이를 불안하게 만드는 요인 여섯 가지

야뇨증 아이의 부모로부터 아이의 출생에서 성장까지의 과정을 듣다 보면 아이마다 뇌와 방광의 대화 채널 완성을 방해하는 요인이 최소 한두 가지 이상은 있었다는 것을 알 수 있습니다. 그 요인은 성장의 각 단계에서 아이가 느끼는 불안이며 대략 여섯 가지로 압축됩니다. 그 여섯 가지 요인을 제 나름대로 생존 불안, 격리 불안, 질투 불안, 성격(겁) 불안, 대인 불안, IT 불안으로 이름 지어 보았습니다. 간혹 한 가지 불안으로 인한 충격이 워낙 커서 야뇨증이 된 경우도 있지만 두 가지 이상의 불안이 복합적으로 작용한 경우가 대부분입니다.

1. 생존 불안
아이가 세상 밖으로 나오기 전 엄마 뱃속에서의 상황입니다. 임신 중 스트레스나 과로로 인해 복통, 하혈 등의 유산기가 있는 경우입니다. 아이는 '사느냐 죽느냐'의 동물적인 생존 본능으로 불안합니다.

2. 격리 불안
아이에게 엄마의 존재가 가장 필요한 시기인 2~3세 때, 엄마와 격리되어 느끼는 불안입니다. 엄마의 직장 생활이나 이혼 등으로 부득이 엄마와 떨어진 경우와 아이가 엄마와 떨어질 정신적인 준비가 안 되었는데도 놀이방이나 어린이집에 무리하게 맡겨진 경우, 엄마와 같이 지내기는 했으나 엄마가 아이에게 무관심한 경우로 나눌 수 있습니다.

3. 질투 불안

동생이 태어나면서 그동안 자신이 받던 주위 어른들의 관심과 사랑이 동생에게 옮겨갈 때 느끼는 질투입니다. 아이가 동생에게 자기 영역을 침범당했을 때 느끼는 불안입니다.

4. 성격(겁) 불안

여기서 성격은 겁 많은 성격을 의미합니다. 겁이 많은 성격을 타고난 경우도 있고 무서운 일을 크게 겪은 후 겁 많은 성격으로 바뀐 경우도 있습니다. 겁 많은 성격 탓에 매사에 겁을 쉽게 느껴 자주 불안해합니다.

5. 대인 불안

아이의 대인 관계는 크게 가정과 학교에서 이루어집니다. 가정에서 느끼는 불안은 대개 형제간의 시기와 질투로 인한 갈등, 학습으로 인한 엄마와의 갈등, 생활 태도 등으로 인한 아빠와의 갈등 등입니다. 반면, 학교에서 느끼는 불안의 내용은 '내가 어떤 친구를 좋아하는데 그 친구는 나보다 다른 아이를 더 좋아한다'고 느낀다거나 친구 사이에서 자기만 왕따가 된 듯한 그낌, 선생님이 자기만 미워하는 것같이 느끼는 것 등입니다.

6. IT 불안

컴퓨터와 스마트폰 등의 정보통신기기에 몰입하면서 생기는 불안입니다. 뇌가 게임과 SNS 등에 중독되어 컴퓨터게임과 스마트폰을 못하면 불안한 경우입니다.

아이 주변의 이 여섯 가지 불안 요인은 뇌와 방광의 대화 채널의 완성을 방해하여 야뇨증의 원인이 되기도 하고 이후에도 뇌와 방광을 이간질시켜 야뇨증을 낫지 않게 하는 원인이 되기도 합니다.

다음에 예로 들 야뇨증 환자의 사례를 보아도 위의 여섯 가지 불안 요인이 성장 과정에서 복합적으로 작용하고 있다는 것을 확인하실 수 있습니다. 환자의 이름은 남자는 철수, 여자는 영희로 대신합니다.

야뇨증 사례

엄마가 대학 강사여요.

영희는 7세 유치원생으로 거의 매일 밤 실수를 합니다.

엄마는 영희를 임신하기 전부터 지방에 있는 대학의 강사였습니다. 영희가 태어나고 3~4개월 후 강의를 다시 시작하여 그때부터 영희를 유모의 손에 맡겼습니다. 정들었던 유모가 1년 후 그만두자 2~3개월간 영희는 유모를 그리워하며 많이 울었습니다. 두 돌 때 친가가 있는 서울로 이사 왔습니다. 이사하고 보름 후 엄마는 영희를 친정 부모님께 맡기고 6개월간 미국 연수를 갔습니다. 그리고 귀국해서는 영희를 9시 반에 맡겨 5시에 찾아오는 어린이집에 맡겼습니다. 영희는 어린이집에 갈 때마다 가기 싫다며 많이 울었습니다. (격리 불안)

영희 나이 3년 2개월 때 남동생이 태어났습니다. 할머니, 할아버지 포함 온 식구가 남동생을 너무 예뻐하였습니다. 영희는 남동생이 태어난 후 그 충격에 한동안은 밥도 안 먹고 목소리도 힘없이 처져 있다 푹 쓰러져 자곤 했습니다. 영희는 남동생이 태어난 후 1~2년은 정신적으로 성장이 멈춘 듯했습니다. 엄마는 요즘도 1주일에 서너 번 강의 때문에 지방에 가야해서 그동안은 할머니, 할아버지와 지내는데 두 분이 남동생을 유별나게 많이 예뻐하여 영희는 상처를 받습니다. (질투 불안)

집에서는 많이 징징거리는 편이고 다른 사람에게 자기 주장이 강하며 고집이 아주 셉니다. 아빠도 고집이 세서 가끔 영희와 서로 주장을 겨루다 결국에는 아빠가 '갖다 버린다'는 협박을 하기도 합니다.
(대인 불안)

낮에도 소변 가리는 것이 또래보다 늦었으며 가끔 참지 못하고 지리기도 합니다.

겁이 너무 많아요.

내년에 초등학교 입학 예정인 7세 영희는 1주일에 4~5일 소변을 실수합니다.

영희는 겁이 너무 많습니다. 화장실을 혼자 못 가는 건 물론이고 어떤 때는 엄마의 웃음소리에도 깜짝 놀랍니다. 눈을 감으면 무서워서 세수도 못 하고 머리도 못 감습니다. 예방 주사를 맞을 때는 병원을 발칵 뒤집어 놓을 정도로 웁니다. 부모님은 처음에는 영희가 고집이 세서 그런 줄 알고 꺾어보려고 혼내기도 했지만 나중에 알고 보니 겁이 많은 것이었습니다. 엄마가 업기만 하면 울어서 '역시 어디가 아프구나.'하고 걱정했지만 앞으로 안아서 엄마 얼굴을 보여 주면 울음을 그쳤습니다. 또 유모차만 타면 울어서 유모차가 뭔가 불편해서 그런가 하고 유모차를 세 대나 바꾼 적도 있었지만 알고 보니 역시 엄마 얼굴이 안 보여서 우는 것이었습니다. 그네는 흔들리는 것이 무서워서, 미끄럼틀은 떨어질까 봐 무서워서 못 탑니다. 동네 어른이 이름을 물어도 엄마 뒤에 숨습니다. (성격 불안)

매사 적응하기까지 시간이 많이 걸립니다.

겁이 많은데다 놀란 적이 있어요.

영희는 초등학교 4학년으로 1주일에 4~5일 실수를 합니다.

겁이 많고 예민하여 짜증과 신경질도 많습니다. 엄마가 공무원인 관계로 6세 때까지 할아버지가 키워 주셨습니다. 7세 때 유치원에서 캠프를 갔다가 밤에 놀란 일이 있었는데, 그 전까지는 소변을 잘 가렸으나 그 후 밤중에 뭐가 보인다는 말을 하면서부터 다시 실수하기 시작하였습니다. 한동안은 무서워 엘리베이터도 못 탔습니다. (성격 불안)

8세 때 엄마가 직장을 그만두고 집안 생활에 적응하는 과정에서 아이한테 화풀이를 많이 했다고 합니다. 초등학교 1학년 들어가서는 거의 안 쌌으나 학기 중간에 담임 선생님이 바뀌면서 다시 실수하기 시작하였습니다. 세 살 차이나는 초등학교 1학년 남동생과 사이가 별로 좋지 않습니다. 남동생과 같은 영어 학원을 다니는데 동생과 단계가 같아 동생에게 뒤지지 않으려 애씁니다. 다른 과목도 학원에서 테스트 보는 것조차 싫어할 정도로 학습에 부담이 많습니다. (대인 불안)

최근에는 한두 달 좋아졌다가 또 실수하고 또 괜찮아지는 것을 반복하여 작년에 소아정신과에서 5~6달 이미프라민을 복용하였습니다. 이런저런 이유로 혼나고 자는 날은 꼭 실수하는 것 같습니다.

누나가 무서워요.

철수는 초등학교 6학년으로 1주일에 4~5일 실수하는 아이입니다. 군인이었던 할아버지 밑에서 자란 아버지는 원리원칙을 강조하고 교과서적인 성품 그 자체입니다. 철수보다 여덟 살 위인 대학교 2학년인 누나는 딸이라 그런지 아버지의 사랑을 듬뿍 받으며 아버지의 교육 철학을 스펀지가 물 흡수하듯 받아들였습니다. 누나는 매사 철두철미하고 남자보다 더 강인한 정신력을 지녔습니다. 철수는 그런 누나를 엄마나 아빠보다 더 무서워합니다. (성격 불안)

철수가 유아기 때 아빠가 수년간 지방에서 근무하셨기 때문에 아빠와 놀 시간이 별로 없었습니다. 철수가 5세 때 엄마는 직장 일 때문에 새벽에 들어오기가 일쑤였습니다. 엄마, 아빠가 없는 동안 철수는 무서운 누나와 하루 종일 지내며 기죽어서 생활해야 했습니다. 그때부터 생긴 손톱 물어뜯는 습관이 지금도 계속 됩니다. (대인 불안)

부모 상담 후 야뇨증의 원인이 누나에게도 있음을 감지하여 마침같이 따라온 누나를 보자고 하였습니다. 동생의 증상에 누나에게도 조금은 책임이 있으니 사랑으로 대하자는 말을 하였고 누나도 흔쾌히 인정하고 노력하기로 하였습니다. 치료 시작 후 아이는 가족들이 자신에게 관심을 보이는 것에 만족하여 예상보다 훨씬 빨리 호전되었습니다.

소변 가릴 이유가 없어졌어요.

통통한 체격에 귀여운 7세 영희는 매일 실수를 합니다.

여린 성격이라 유치원 친구들 얘기에 굉장히 신경을 쓰는 편입니다. 손톱도 물어뜯고, 아토피 치료도 받고 있습니다. 아이가 하나라서 엄마, 아빠의 사랑을 독차지하고 있습니다. 4-5세 때 아이가 자는 동안 잠깐 슈퍼에 다녀오니 혼자 깨서 울고 있던 적이 두 번 정도 있었습니다. 그때 많이 놀라 그 후에는 잠시라도 절대 엄마와 떨어지려 하지 않습니다. (격리 불안)

  5~6개월 치료를 예상했었는데, 한약을 두 번 먹고 좋아지고 있다는 전화 통화를 마지막으로 연락이 끊겼습니다. 궁금하던 차에 3개월 후 연락이 왔습니다. 잔뜩 실망한 목소리로 아이가 치료 전과 똑같다고. 약 복용 기간도 충분하진 않았지만 어찌된 일인지 궁금하여 그동안에 어떤 일이 있었는지 자세히 들어 보았습니다. 소변을 실수 안 하면 방학 때 일본 디즈니랜드에 다녀오기로 약속을 하여 정말로 열심히 약도 먹고 저녁 식사 후에는 그 좋아하는 밤참도 안 먹고, 야뇨 경보기 착용도 열심히 하여 한 달 만에 정말로 거짓말같이 나았답니다. 그러나 보상으로 방학 때 일본 여행을 다녀온 후 밤에 간식을 먹으려 하는 등 아이가 약간 해이해지는 것 같더니 하루하루 실수하는 날이 늘면서 이제는 매일 실수한다고 합니다. 그 후 약도 다시 먹고 또 실수 안 하면 이번엔 미국 디즈니랜드에 보내 준다고도 했지만 치료에 대한 흥미도 잃고 약도 너무 먹기 싫어하고, 요즘은 하룻밤에 두세 번씩 실수할 정도로 심해져 잠시 치료를 중단하였다고 합니다.

엄마, 아빠와 떨어지기 힘들어요.

  외아들인 철수는 초등학교 6학년이고 1주일에 2~3회 실수합니다.
  엄마는 첫 임신이 유산된 후 휴식기 없이 바로 철수를 임신하였으며 또 유산될까봐 매우 불안하였습니다. 6개월간은 입덧이 심하였고 유산기가 있어 1주일간 입원한 적도 있습니다. 출산 한 달 전 임신부도 운동이 필요하다고 하여 등산을 하다가 내리막길에서 넘어져 엉덩방아를 찧었습니다. 그 후 배가 아프고 하혈이 있어 급히 진찰을 받았는데, 태반이 열린 상태였습니다. 할 수 없이 예정일보다 한 달 일찍 응급 수술로 철수를 출산하였습니다. (생존 불안)

백일까지는 밤낮으로 울음이 심하였고 잘 토했습니다. 18개월 때 소변을 가렸으나 8세 때 자기를 예뻐하던 외할아버지가 돌아가신 후 죽음에 대한 공포가 심해지며 야뇨증이 시작됐습니다. 초등학교에 입학한 후에는 학교에서 낮에도 실수를 하여 엄마가 쉬는 시간에 가서 옷을 갈아입히기도 하였습니다. 초등학교 1, 2학년 때는 물을 매우 무서워하여 극복하라고 수영 강습을 받게 했는데 가기 싫어해서 수영 갈 시간쯤 되면 늘 배가 아프다 했습니다. (성격 불안)

3학년 때는 아빠가 직장 때문에 지방으로 내려가서 주말에만 올라오게 되었는데 철수는 아빠와 떨어지게 된 것을 매우 슬퍼하였습니다. 엎친 데 덮친 격으로 이사까지 가게 되면서 친구가 없어 많이 외로워했으며 덩달아 야뇨증도 심해지고 불안증도 심해졌습니다. 3, 4학년까지는 낮에 대변을 지리는 유분증도 있었습니다. 5학년 말부터 2년간의 지방 생활을 그만두고 아빠가 돌아오면서 야뇨증 횟수가 현격히 줄었습니다. 그러나 6학년 때 처음으로 만난 남자 담임 선생님이 고함을 자주 치는 등 무서운 분이라 야뇨증이 다시 심해졌습니다. 올해 학교에서 캠프를 갈 텐데 엄마와 떨어지는 것을 두려워하고 있습니다. (대인 불안)

현재 소아 신경정신과에서 운동치료를 받고 있으며 이미프라민을 복용 중입니다. 운동이든 공부든 매사에 소극적이며 자신감이 없습니다. 엄마와 아빠를 대하는 태도가 다릅니다. 엄마한테는 학교 생활과 친구 관계를 모두 얘기하고 어리광을 부리지만, 아빠한테는 의젓한 척 합니다.

막내 동생이 태어났어요.

초등학교 1학년인 영희는 1주일에 2~3일 실수합니다.

야뇨증이 원래 있었지만 여동생이 태어난 5세 때 제일 심해 매일 쌌습니다. 여동생과는 지금도 사이가 좋지 않습니다. (질투 불안)

유난히 겁이 많으며 쉽게 긴장하는 성격입니다. 작년에는 유치원에서 학교 입학 전에 공부를 시켰더니 적응을 못 하여 약 10개월간 틱 현상을 보였습니다. 엄마가 같이 안 나가면 밖에 나가 놀지도 않을 정도로 엄마를 따르는 편입니다. (격리 불안)

저희 병원에서 3개월 치료 후 완치되었으나 4개월 후에 재발되었다고 연락이 왔습니다. 엄마가 아들 욕심에 한 달 전 셋째를 출산한 것이 원인이었습니다. 기다리던 아들이라 아빠나 집안 어른들이 모두 셋째를 예뻐한다고 합니다. 처음엔 1주일에 한두 번 실수를 하더니 점점 잦아져 이제는 매일 실수를 합니다. 부모는 영희가 셋째와 나이 차이가 많아 질투하지 않을 거라고 생각했겠지만 영향이 있었습니다. (질투 불안)

어둠에 대한 공포가 거의 없어졌으나 막내 동생이 태어난 후 다시 심해지기 시작하여, 여동생과 같이 자면서도 동생이 먼저 잠들면 귀신이 나올 것 같다면서 못 잡니다. 갓난아이는 괴롭힐 수 없으니 요즘은 매일 여동생을 괴롭힙니다. 요즘 부쩍 엄마에게 반항도 심해졌습니다. 치약 뚜껑을 닫아 놓으라는 일상적인 엄마의 말에도 "왜 내가 닫느냐."며 반항을 하고, 입을 옷을 세탁해 두지 않았다고 엄마에게 짜증을 내기도 합니다. (대인 불안)

유치원 때는 오히려 너무 어른스러워 어린아이 같은 면이 없었다고 합니다. 이제는 엄마도 지쳐 짜증을 내거나 말거나 놔둔다 합니다.

왕따를 당했어요.

초등학교 2학년인 철수는 밤에 실수는 작년까지 1주일에 한두 번 하였으나 올해부터는 한 달에 한두 번밖에 안합니다. 문제는 낮인데, 집에서는 실수를 안 하는데 학교에서는 실수를 합니다.

임신 37주 만에 2.4kg로 태어났으며 어렸을 때부터 체력이 약하여 각종 알레르기는 다 앓고 있습니다. 아토피, 알레르기 비염, 천식, 우유 알레르기 등등. (생존 불안)

여리고 산만한 성격으로 쉽게 긴장하고 짜증을 잘 냅니다. (성격 불안)

철수는 학교에 들어간 후 여린 성격 때문에 이른바 왕따가 되었습니다. (대인 불안)

그때부터 집이 바로 학교 옆이라 철수 엄마는 쉬는 시간마다 하루에도 서너 번씩 선생님의 전화를 받으면 옷을 갈아입히러 가야 했습니다. 수업 시간에는 조금 지렸지만, 방과 후 아이들과 정신없이 놀 때는 많이 지렸고 지린 것도 인식하지 못하였습니다. 또한 책 읽는

데 빠져 있을 때도 지리는 경우가 많았습니다. 무엇에든지 집중만 하면 지리는 것입니다. 가끔은 대변을 지리기도 합니다. 결국 이런 환경에서는 교육이 안 되겠다고 생각한 부모님은 결단을 내려 대안학교가 있는 동네로 이사를 가게 되었습니다. 철수는 전학 후 공부나 수업 대신 들로 산으로 뛰어놀아 마음이 편해졌습니다. 체력이 약한 철수가 이번엔 정신적 스트레스보다 육체적 피로 때문에 실수를 하기도 하였으나 몇 개월 후부터는 증상이 점점 호전되기 시작하여 지금은 거의 완치되었습니다.

아빠가 무서워요.

중학교 3학년인 영희는 1주일에 3일 정도 실수합니다.

영희는 부모가 결혼하고 미국에서 유학하던 중에 임신되었으며, 임신 중에도 논문을 쓰느라 엄마가 많이 힘들었습니다. 임신 말기에는 체중이 25kg이나 불기도 했습니다. (생존 불안)

생후 8개월 때 아빠는 미국에 있고 엄마와 영희만 귀국하여 친가에서 생활하면서 엄마는 직장 생활을 하였습니다. (격리 불안)

초등학교 5학년 때 아빠가 미국에 교환 교수로 가게 되었습니다. 미국에서 영어 교육을 받을 수 있는 좋은 기회라서 엄마와 동생은 한국에 있고 영희는 아빠와 같이 미국에 갔습니다. 거기서 초등학교 6학년까지 학교에 다녔습니다. 아빠는 영희에게 매우 엄하였습니다. 영희가 기억하는 제일 힘들었던 점은, 미국에서 소변을 실수해 놓은 이부자리를 갈아 줄 사람이 없어 그 자리에서 그냥 자야했던 것이라고 합니다. 축축해서 깼지만 아빠를 깨우면 혼날 것 같아 감히 깨우지 못하고 그냥 다시 잠이 들었는데, 다음날 아침에는 깨우지 않고 그냥 잤다고 아빠한테 혼났습니다. 낯선 타국에서 어디 하나 의지할 곳 없는 최악의 상황이었습니다. 미국 생활은 낮에는 낯선 학교에서 외로워 힘들고 밤에는 야뇨증으로 불안해 힘들었던 시절이었습니다. 그때의 습관인지 영희는 지금도 밤에 실수를 하여도 젖은 침구에서 그대로 자려합니다. 중학교 1학년 때 귀국해서는 학교 폭력에 시달려 공포에 떠는 날이 많았습니다. 늘 외로워하여 친구를 그리워하였으나 친구 사귀기가 힘든 소위 왕따였습니다. 영희는 학교가기를 싫어합니다. 그래서인지 아침마다 배가 아프다고 말합니다. 아침은 배 아파서 못 먹고, 점심은 왕따라서 편하게 못 먹고, 대신 저녁에는 집에 와서 2~3시간씩 컴퓨터 앞에서 인터넷쇼핑몰을 구경하며 잘 때까지 폭식을 합니다. 움직이는 것을 싫어하여 힘들다고 늘 누워 있으려 했습니다. 기운이 없어서 그런가 하여 엄마는 음식을 많이 먹였습니다. 그러면서 점점 살은 찌고 아이는 더 움직이는 것을 싫어하였습니다. 사춘기가 되면서 변화가 있다면 아빠를 무서워하면서도 아빠가 하지 말라고 하는 것만 계속하며 반항한다는 것입니다. 아빠가 6시까지 들어오라고 하면 일부러 더 늦게 들어와서 아빠에게 매 맞기 일쑤이며 그런 날은 꼭 실수를 합니다. (대인 불안)

가족들에게 인정받고 싶어요.

철수는 초등학교 6학년으로 1주일에 3~4회 실수를 합니다.

엄마가 임신 초에 감기가 심해 7개월까지 기침을 하였고, 기침할 때마다 배가 울려 힘들었습니다. 그래서인지 철수는 약하게 태어났습니다. 체중도 정상보다 부족했고, 다른 아이보다 자주 감기에 걸렸으며, 보통 한번 앓으면 면역이 생겨 다시는 안 걸린다는 수족구도 두 번이나 앓았습니다. (생존 불안)

  엄마가 직장을 다니느라 두 살 위인 누나 하나 키우기도 버거워서, 철수는 시골에서 친할머니가 세 살까지 키웠습니다. 할아버지 없이 혼자서 시골 텃밭에서 소일하던 할머니는 애가 울어도 못 들으시고 우는 아이를 혼자 놔두기 일쑤였습니다. 주말에 부모님이 오면 너무 좋아했던 철수는 일요일 밤이면 엄마, 아빠에게 이제는 철수 곁을 안 떠난다는 다짐을 받고야 잠이 들었습니다. 그러나 약속과는 달리 아침에 엄마, 아빠가 없는 것을 알고는 하염없이 운 적이 많았습니다. 현재도 엄마는 직장을 다닙니다. 할머니 집에서 올라온 3세부터 학교가기 전 7세까지는 어린이집 종일반을 다녔습니다. (격리 불안)

  철수는 초등학교 4학년부터 살이 찌기 시작하였습니다. 현재 정상보다 10kg 초과 체중입니다. 운동을 싫어하였으나 물속 활동은 좋아해서 살이 찌고부터 지금까지 수영을 하고 있습니다. 1주일에 세 번 수영을 하는데 체력이 약하여 수영한 날은 꼭 소변을 실수합니다. 공부도 좀 더뎌 2학년까지도 받아쓰기 시험에서 30점밖에 못 맞았습니다. 받아쓰기에 스트레스를 많이 받았습니다. 중학교 2학년인 누나에게도 스트레스를 많이 받고 있습니다. 누나는 남자 같은 성격이고 운동도 잘하며 카리스마가 있어서 동생한테 엄하게 대합니다.

  진료실에 들어온 아빠는 한 번도 소변을 실수한다고 혼낸 적은 없다고 말했지만 왜 철수가 소변을 실수하는지는 이해할 수 없다는 태도였습니다. 철수와 상담하면서 철수가 누나와 아빠에게 인정받고 싶은 욕구가 강하다는 것을 느꼈습니다. 공부에 스트레스 받고, 누나에게 스트레스 받고, 비만에도 스트레스 받고 있습니다. (대인 불안)

누나와 아빠에게 철수의 야뇨증이 나아지려면 두 사람이 철수를 대하는 태도가 달라져야 한다고 말씀드렸습니다. 충분히 납득한 아빠가 일상 생활에서 태도와 말투를 바꾸었고, 아빠가 누나를 설득하여 누나도 치료에 동참하였습니다. 그 후 야뇨증이 눈에 띄게 호전되어 두 달 만에 완치되었습니다. 무엇보다 철수의 성격이 밝아졌고 덕분에 집안 분위기가 좋아져서 너무 기쁘다고 엄마가 전해 주었습니다.

엄마가 무서워요.

중학교 3학년 영희는 거의 매일 실수를 합니다.

학교 선생님이었던 엄마는 몸이 안 좋은 상태에서 임신을 하였습니다. 임신 초 동네 산부인과에서 유산될 것 같다는 진단을 받고 큰 병원에서 관리하였으나 7개월째 자궁문이 열려 8개월부터는 입원과 퇴원을 반복하다 38주 만에 출산했습니다. 영희는 2.2kg으로 2주간 인큐베이터에 있었습니다. (생존 불안)

돌이 지나자마자 엄마는 출근을 하였고 그때부터 7세까지 놀이방 종일반을 다녔습니다. (격리 불안)

11개월부터 대소변을 가리기 시작하였으나 4세 때 동생이 태어나

면서 다시 실수하기 시작하였습니다. 현재는 초등학교 6학년 여동생과 8세 남동생이 있습니다. (질투 불안)

지금은 안 그렇지만 영희가 어렸을 때는 엄마가 엄하여 영희를 어른처럼 대했습니다. 원리원칙대로 행동하게 했고 잘못한 일이 있으면 단호히 구타와 체벌을 가했습니다. 낮에는 놀이방에 보내고, 퇴근 후에는 혼내기만 하는 엄마를 좋아할 리 없었습니다. 초등학교 6학년 때 학교에서 왕따를 당하며 건강이 안 좋아져 그해에만 신우신염으로 여러 번 병원에 입원하였습니다. 입원하면서 야뇨증 검사도 같이 했지만 원인을 못 찾고 정밀 검사 후 소변이 역류하고 잔뇨가 있으며 방광 기능이 약하다는 말만 듣고 치료는 못 받았습니다. (대인 불안)

엄마와 갈등이 심해요.

초등학교 3학년인 영희는 매일 실수를 합니다.

엄마가 영희를 임신하고도 방송국에서 직장 생활을 했으며 7개월 때까지 하혈을 하여 유산될까 봐 많이 불안했습니다. (생존 불안)

7세까지 어린이집 종일반에 다녔습니다. 3세 때 어린이집 선생님에게 말 안 듣는다고 맞았던 것을 기억하고 있습니다. (격리 불안)

7세 때, 엄마는 방송 리포터라서 새벽에 나가고, 아침에 아빠도 출근하면 30~40분간 영희 혼자 자야 하는 날이 가끔 있었습니다. 영희가 깰까 봐 엄마가 헐레벌떡 뛰어 들어와 보면 영희 혼자 TV를 보다가 아무 일 없다는 듯 무표정한 얼굴로 엄마를 쳐다보아서 '이 아이는 혼자 있는 것을 별로 힘들어 하지 않는구나.'하고 생각했다고 합니다. 하지만 영희는 겁도 많고 샘도 많고 남의 눈을 많이 의식하며, 유난히 친구를 좋아하면서도 친구 때문에 상처도 많이 받았습니다. 감정 기복이 심하여 잘 놀다가도 이유 없이 화를 내기도 하며 남동생에 대한 질투도 심하여 자기 물건을 만지는 것에 늘 피해 의식을 가졌습니다. 엄마가 자기를 못 믿는 것에 병적으로 예민하였습니다. 크면서 점점 더 엄마에게 반항이 심해졌으며 매사에 엄마와 갈등이 있었습니다. 엄마가 '빨리빨리' 하라고 할수록 영희는 의도적으로 더욱 느리게 행동하여 엄마의 화를 많이 돋웠습니다. (대인 불안)

피곤하면 밤에 자다가 코피를 흘렸는데, 엄마는 같은 액체인데 코피는 조금만 흘려도 알아차리고 깨면서 소변은 옷과 침구가 다 젖어도 못 깨는 것을 이해하지 못했습니다. 심지어 엄마는 영희가 엄마를 미워해서 괴롭히려고 일부러 실수하는 것 같다는 의심도 하고 있었습니다. 실수한 날 아침에는 영희가 더 히스테리를 부렸습니다.

지나치게 많은 일과가 힘들어요.

초등학교 4학년인 영희는 거의 매일 두 번씩 실수를 합니다.

엄마가 임신 5개월까지 입덧이 심하여 거의 먹지를 못했습니다. (생존 불안)

영희가 6세 때 아빠가 10개월간 외국에 파견을 나가게 되었습니다. 둘째를 임신했을 때도 입덧이 심하여 도저히 혼자 있을 자신이 없던 엄마는 영희와 함께 아빠가 근무를 마치는 10개월 동안 친정이 있는 미국에 가 있었습니다. 영희는 동생이 태어날 거라는 사실을 알고 스트레스를 받고 있었으며, 미국에 있는 8개월간 현지 유치원에 다녔는데 2~3개월간은 적응하지 못해 힘들었습니다. 그런데도 엄마는 입덧이 심하여 영희를 제대로 돌보지 못하였으며, 그때 영희는 원형탈모가 생기기도 하였습니다. 성격도 예민하여 동생이 태어나고부터 손가락을 빨기 시작하여 지금까지 고치지 못하고 있습니다. (질투 불안, 대인 불안)

현재 영희는 하루 일과가 부담스럽습니다. 1년 전부터 영희의 1주일간 할 일은 다음과 같습니다.

3회 1시간 수영 / 3회 1시간 영어 / 2회 2시간 수학 / 3회 1시간 피아노 / 1회 1시간 바이올린 / 2회 1시간 반 미술 / 1회 1시간 합창

주위 사람에게 인정받으려는 욕구가 강하여, 이 많은 일과를 자기가 다 원해서 하는 것이라고 말합니다. 동생한테 양보해야 하는 것에도 스트레스가 심합니다.

컴퓨터 중독이에요.

철수는 초등학교 4학년으로 매일 실수합니다.

밑으로 4세짜리 동생이 있습니다. 엄마가 혼전 임신으로 정신적으로 안정이 안 된 상태에서 갑자기 결혼 날짜가 잡혀 임신 중에 혼수를 준비하러 다니느라 많이 힘들었습니다. (생존 불안)

결혼 후 엄마는 철수가 4세가 될 때까지 시집살이를 하면서 정신적으로 많이 힘들어 정신과에서 우울증 치료를 받기도 하였습니다. 6세까지 부부싸움이 심하여 아이가 놀라는 일이 많았습니다. 평소 엄

마, 아빠가 모두 아이들의 사소한 잘못에 엄하며, 특히 아빠는 폭언을 자주하는 편입니다. 아빠의 영향인지 아이가 평소 소극적이고 내성적이면서도 화가 나면 소리를 지르고 난폭해지는 경향이 있습니다. (성격 불안)

6세부터 8세까지 하루에 6~7시간, 최근에는 하루 2~3시간씩 컴퓨터를 합니다. 작년에는 컴퓨터를 하는 동안에 하루에 서너 번씩 대변을 지리기도 하였으며 손톱도 물어뜯기 시작하였습니다. 컴퓨터 이외에는 공부든 운동이든 매사 귀찮아합니다. (IT 불안)

두 달 전에는 정신과에서 우울증 진단을 받고 이미프라민을 복용했습니다.

부모님이 재혼했어요.

초등학교 4학년인 철수는 매일 밤 한두 번 실수합니다.

선생님인 엄마는 임신 중 고부갈등과 직장 생활로 인하여 유산기가 있어서 임신 6개월부터는 직장을 그만두고 누워만 있었습니다. (생존 불안)

고부갈등과 그로 인한 남편과의 갈등을 견디다 못한 엄마는 철수가 태어난 지 한 달 만에 이혼을 하게 되었습니다. 이혼 후 친정에서 할머니, 할아버지와 지내다 철수가 4세 때 엄마는 재혼을 하였습니다. 엄마가 다시 복직하여 철수는 낮에는 외할머니와 지내게 되었습니다. (격리 불안)

평소 학교에서 요즘 아이들의 버릇없는 행동을 못마땅하게 생각하던 엄마는 '내 아이는 저렇게 키우지 말아야지.' 하고 결심했습니다.

그 결과 철수의 버릇을 고치려고 심하게 엄하게 대했습니다. 낮 동안 엄마가 그리웠지만 만나면 잘못을 지적하고 혼내는 엄마에 비해 모든 것을 다 받아 주고 예뻐해 주는 할머니에게 정이 가는 건 당연한 일이었습니다. 철수를 측은하게 여긴 할머니의 지극한 정성으로 철수는 잘 자랐습니다. 5세 때 할아버지가 돌아가셨을 때는 전혀 영향을 받지 않았던 철수가 7세 때 할머니가 돌아가시자 정신적으로 충격을 받았으며 지금도 할머니를 그리워합니다. 학교에 입학해서는 산만하다는 소리를 많이 듣습니다. 지금도 경계성 ADHD 같은 행동을 합니다. 평소 편식을 하며 늘 과자와 인스턴트식품을 즐겨 먹습니다. 11세 때 엄마가 재혼했다는 것을 아이에게 알려 주었습니다. (대인 불안)

밤에 실수하면서 사타구니가 항상 습하여 습진이 생기기도 하였습니다. 여느 남자아이들같이 게임을 좋아합니다. 올해부터 공부를 시킨다고 공부 양을 많이 늘려 엄마와 밤마다 같이 공부하지만 아이는 공부를 지겨워합니다. 학교가 3시 반에 끝나고 방과 후 수업까지 하면 4시 50분, 합기도 1시간 후 엄마가 퇴근하기를 기다렸다가 저녁을 먹습니다. 저녁 먹고도 간식을 즐기다가 늦게 들어오시는 아빠와 저녁 식사를 또 하는 경우가 많습니다.

성기 만지는 습관이 있어요.

초등학교 3학년 철수는 요즘도 거의 매일 밤에 실수를 합니다.

삼 남매 중 둘째로, 위로는 19개월 차이의 형이 있고, 아래로는 5세 여동생이 있습니다. 철수를 임신한 7개월쯤에 엄마는 갑상선 종양을 발견하였습니다. 임신 중에는 수술할 수 없었고, 출산 후 12개월 때 수술을 하였습니다. 발견부터 수술까지 엄마는 걱정이 많았습니다. (생존 불안)

철수가 13~17개월 사이에 하루에 3~4회나 열성경기를 하여 병원에 입원하여 검사한 적도 있습니다. 검사 결과, 뇌파에는 큰 이상이 없다하여 별 다른 조치는 없었습니다. 5~7세까지 2년간 부모님을 따라 외국에 가 있었습니다. 겁이 많아 화장실을 혼자 못 가며, 눈 감고 고개를 숙이면 무섭다면서 세수도 고개를 들고 하는 아이입니다. 그런데도 공포 영화나 무서운 이야기는 좋아합니다. (성격 불안)

컴퓨터마니아로 하루에 2시간 이상 컴퓨터게임을 합니다. 뭐든지 시작하면 집중하는 스타일이라 컴퓨터게임 중에는 주위에서 아무리 뭐라고 해도 못 알아차릴 정도로 집중해서 합니다. (IT 불안)

활달한 성격으로 리더의 기질이 있으며 남에게 지기는 죽기보다 싫어하면서도 노력은 안하는 특이한 성격을 가지고 있습니다. 학교에서는 대장 노릇을 하고 형과의 경쟁심이 강합니다. (대인 불안)

초등학교 2학년 초부터 성기를 만지는 습관이 생겼습니다. 처음에는 혼자 있을 때나 심심할 때 혹은 잠자리에 누웠으나 잠이 안 올 때 잠깐 성기를 만졌는데, 점점 심해지더니 이제는 조금만 불안한 상황에 처하면 옆에 남이 있어도 상관없이 불안감이 가실 때까지 긴 시간 성기를 만지고 있게 되었습니다. 밤에 밤참을 먹는 것을 즐기는 집안 분위기이며, 1년여 동안 저녁 7~8시에 태권도를 하고 있습니다. 낮에는 컴퓨터 때문에, 잠자리에 들어서는 성기 만지느라 늦게 잠이 들어 항상 피곤해합니다.

남자 성인이에요.

철수 씨는 29세로 회사에 입사한지 2년 된 회사원입니다. 어렸을 때 부모님이 맞벌이라 주로 10살, 11살 터울인 누나 둘과 생활했으며, 누나들에게 주눅들어 지낸 기억이 있습니다. 아버지는 매우 엄하신 분이었습니다. 누나들이 사춘기가 지나면서 아빠와 부딪히는 경우가 많아 집안이 조용할 날이 없었습니다. (대인 불안)

초등학교 때는 1주일에 4~5회, 중학교 때는 1주일에 2~3회, 고3부터 2, 3주에 1회의 빈도로 실수하였습니다. 대학 2학년 때 군에 입대하여 21~23세까지 전방 GOP에서 근무하였습니다. 군대에서는 주변 동료도 거의 알아차릴 수 없게 간혹 한 번 살짝 지리는 것으로 큰 탈 없이 넘어가, 다 나은 줄 알았습니다. 그러나 제대하고 얼마 후부터 다시 실수하기 시작하였습니다. 나은 것이 아니라 GOP 근무의 특성상 새벽 3~4시에 불침번을 서기 위해 일어나야 했으므로 실수하기 전에 일어나 소변을 보게 되어 실수를 안 한 것이었습니다. 10~11시에 밤참을 즐기며 현재도 한 달에 2~3번 실수합니다. 맥주 2병이 주량인데 술 먹은 후에는 실수는 안하더라도 팬티에 약간 지리는 날이 많습니다. 내년에 결혼 예정인데 걱정이 큽니다. 아직 여자 친구는 모르는 상태입니다.

여자 성인이에요.

영희 씨는 올해 27세입니다. 1남 2녀 중 첫째 딸로, 어린 시절에 아빠의 구타와 지나친 간섭 아래 컸다는 기억뿐으로 지금도 아버지를 무서워합니다. 어렸을 때부터 소변을 못 가렸으며 고등학교 때는 1주일에 한 번, 결혼 후에는 한 달에 한두 번 실수하였으나 최근에는 한 달에 두세 번 실수합니다. 아빠가 서두르기도 했고, 본인도 집에서 빨리 벗어나고 싶어 고등학교를 졸업하자마자 21세 때 결혼을 하였습니다. 결혼 후 시집에서 시부모님과 같이 살고 있으며 현재 6세와 4세 아이를 두고 있습니다. 결혼 후 스트레스를 받아 빨리 먹고, 폭식을 하며 인스턴트음식을 자주 먹는 습관이 생겼습니다. 그 결과 결혼 전에는 50kg이었던 몸무게가 첫째 출산 후에는 54kg, 둘째 출산 후에는 60kg가 되었습니다. 홧김에 먹거나, 울면서 먹는 일이 잦으며 이럴 때는 꼭 체하고 머리가 아픕니다. 남편은 이런 살찐 모습이 보기 싫다고 수시로 구박을 합니다. (대인 불안)

　스트레스를 받으면 갈증으로 물을 마시며 그런 날은 꼭 실수를 합니다. 시아버지는 결혼 전부터 중풍을 앓고 있고, 남편은 사업이 안 되어 부도 위기에 있습니다. 결혼 초에 우울증이 시작되었으며 둘째 낳고 심해져 작년부터 신경정신과 치료를 받고 있습니다.